3萬份健康檢查報告解密，揪出病症為健康把關

企業首席營養師 趙思姿 著

序　遠離肥胖病，全身健康都搞定

這些年來，我的營養師工作主要針對健檢或門診的顧客給予營養評估與諮詢，人數有 3 萬多人以上。過程中，我從顧客的健康檢查報告書中，告訴他們異常數值背後的飲食與生活問題，同時協助他們做體重管理與病症治療。從接觸的這些人群中，有年輕為工作打拚的科技人或上班族，也有年紀較長的顧客，其中有人很關注自己的健康問題，但卻也有對自己的健康問題不以為意的。我發現年輕族群對自己的健康問題，較呈現無力改變的態度，因為工作的關係，他們的飲食習慣較隨興、不定時，生活作息也經常不穩定且延後，殊不知這樣下去，會對健康造成極大的危害。

特別是三高（即新陳代謝症候群）對多數人造成的傷害遠超過我們認知的，由於高血糖、高血脂與高血壓症狀經常不太明顯，讓人鬆懈了對它的警戒，時間若拖久，容易在 3 ～ 5 年間，演變成需要長期服藥的慢性病人，而這群三高朋友的特徵就是「肥胖」，而肥胖就是慢性病的前兆。也可以說，肥胖就等同慢性病，只要肥胖者不去解決體重的問題，肥胖病遲早會找上門來。

你知道肥胖病就在你身邊嗎？從本書中，讓人意識到肥胖病在以下這些方面，正在摧毀你我的健康。

❶ 脂肪肝與肥胖關係難捨難分
❷ 膽結石是偏愛節食與零食的受害者
❸ 胃食道逆流是自律神經失調的表徵
❹ 便秘來自生活失控的節奏
❺ BMI（身體質量指數）是預測高血壓風險的因子
❻ 肥胖者容易有運動機能退化
❼ 肥胖是預測關節功能的指標
❽ 脂肪越多，越會因骨鬆而骨折
❾ 喝含糖飲料可使痛風風險增加 85%
❿ 胰島素阻抗讓肥胖者得泌尿道結石的機會大增
⓫ 肥胖是殘害視力（黃斑部病變）的劊子手
⓬ 睡眠障礙是肥胖與飲食失調引發的共伴效應
⓭ 肥胖會加速男性睪固酮濃度偏低而導致「陰陽」失調
⓮ 肥胖是導致多囊性卵巢與子宮肌瘤的主因
⓯ 停經後的 BMI ＞ 25 會增加 60%以上的乳癌機會

由此可知，現代人常見的糖尿病、高血壓、高血脂、心血管疾病、痛風、脂肪肝、膽結石、關節炎、多囊性卵巢，以及疲倦、過敏、便秘、頭痛、頸背痠痛、睡眠障礙等等，還有可怕的癌症都與肥胖相關，然而許多人對肥胖病的漠視態度實在令人擔憂。由於肥胖病的普遍性高，病症不易發覺，又難以根治，加上多數人對它的了解不夠，關注力低，又缺乏改善的動力，使得肥胖病一發不可收拾。

飲食與生活習慣正是誘發肥胖病的主因。尤其現代人以肉食為主的飲食，加上便利商店充斥各種加工食品，人們難以選擇優質的食物，而且許多人沉溺於過度調味的外賣食物，每日三餐也重複著單調不變的食物，任由甜蜜（飲品）的潛藏危機殘害身體。因為無知，使得不良的飲食習慣把自己推進危害健康的陷阱裡，更讓肥胖病大肆流行，成為 21 世紀人類無法避免的疾病。

什麼樣的飲食、什麼樣的生活能幫助我們擺脫這個世紀人類頭號的流行病？書中將一一抽絲剝繭，掀開肥胖病的真面貌，發掘現代人的飲食危機，探討各種肥胖相關的病症，找出解決肥胖病的策略，並且制定一套執行完整減重的計畫，幫助我們及早預防與即時自療肥胖病。書中 P.31「CHAPTER2 五大類（40 種）肥胖病自療小學堂」提出 40 種肥胖病的自療方法，協助找出個人的病因與遵循營養師建議的對策，這就像與營養師面對面的營養諮詢一樣，讓肥胖病獲得積極的改善。因此，好好運用書中的內容，幫助自己恢復身體健康，千萬別等到病況變嚴重了，需要用藥才能控制的地步，這時可能會失去治癒的黃金時間。

在此，我仍要勸誡有肥胖病的人應該積極的自（治）療，雖然治療肥胖病沒有特效藥，也就是說，目前沒有任何有效治療肥胖病的藥物，最終解決肥胖病的良方就是「減重」，減重能夠幫助肥胖病達到治療的效果。讀者可從 P.127「CHAPTER3 首席營養師的完整減重計畫」中，獲得身為營養師的我，多年來協助肥胖朋友的豐富經驗，內容相當多元又實際，能糾正許多似是而非的減重觀念，提供實用的飲食原則和健康生活方針，讓人在減重的過程中，藉由人性化的體重改變與修復身體機能重拾健康，讓肥胖病從你我的生活中遠離，從此全身上下都健康。

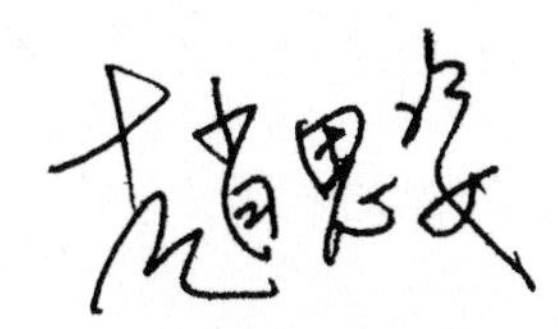

目錄
Contents

CHAPTER 2

五大類（40 種）
肥胖病自療小學堂

CHAPTER 3 首席營養師的完整減重計畫

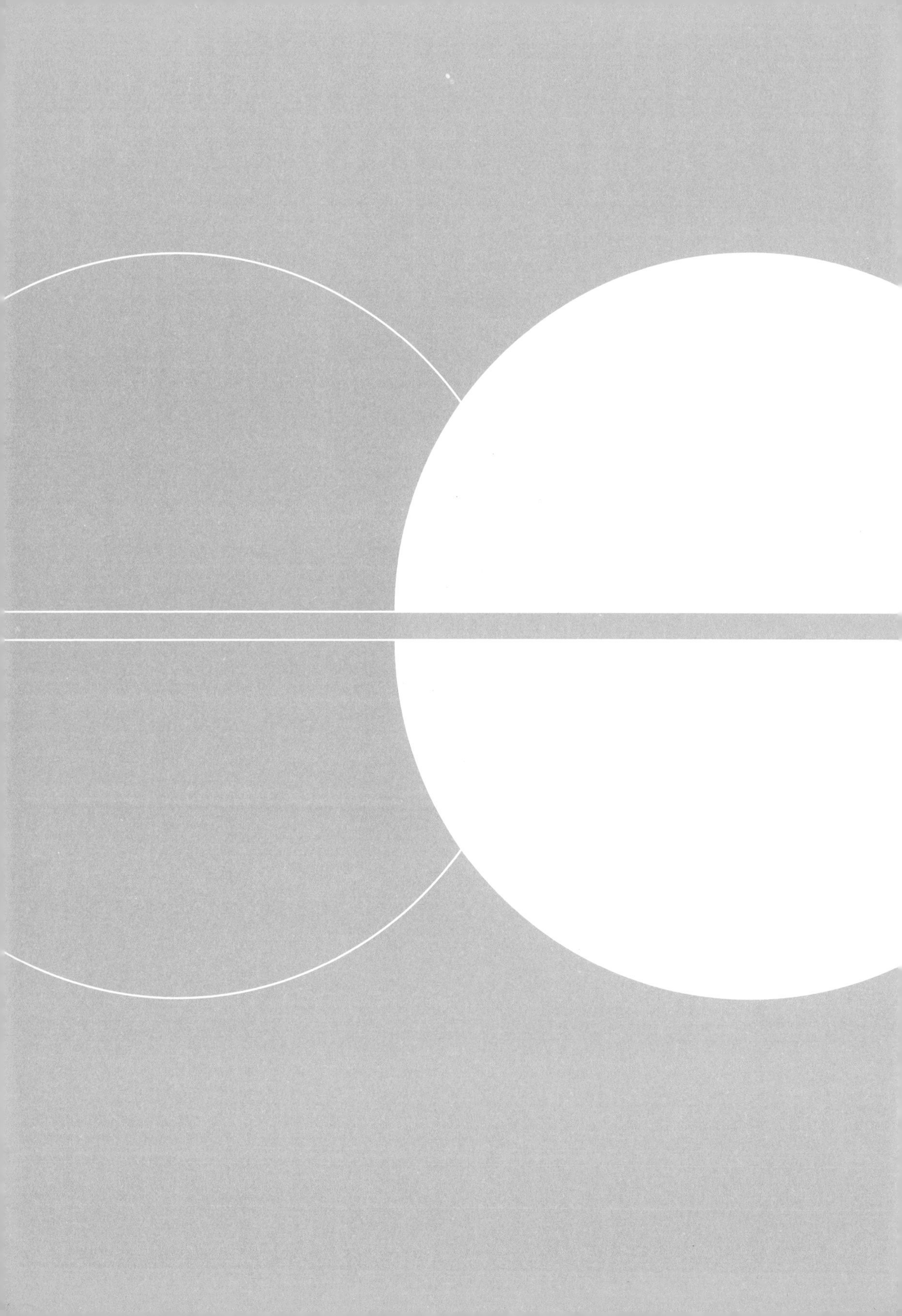

CHAPTER 1

21世紀人類無法逃避的流行病

01 病在肥胖蔓延時

全球肥胖人口持續增加，你是否已經加入肥胖的行列呢？不要懷疑，肥胖就是 21 世紀人類無法逃避的流行病。

根據估計，2016 年全球有 23 億人口有超重或肥胖的問題，專家更預測 2045 年，肥胖人數將佔全世界人口的四分之一。在台灣情況也類似，根據 2014 年衛生署調查指出，台灣成人體重過重或肥胖比率高達 38%以上；學齡兒童也是每 4 人，就有 1 人體重過重或肥胖。而這些孩童將有七成的機會變成成人肥胖，而且未來人類肥胖病的大流行，將耗掉全球更多的醫療資源。

◆ 肥胖就像駭客入侵， 讓人遠離健康

過去常聽到一些俗語：「小時胖不是胖」、「白白胖胖很可愛」這種理論已經過時了。早在 1996 年世界衛生組織（WHO）已正式將「肥胖」列為一種疾病，並且明確指出：「肥胖是一種慢性疾病。」根據統計，肥胖者發生的新陳代謝症候群、糖尿病、高血壓、血脂異常、心血管疾病、痛風及關節炎的風險，都比健康體重的人多出好幾倍。有些醫學專家更將糖尿病（diabetes）與肥胖（obesity）合併為「糖胖症（diabesity）」。這都說明了肥胖與慢性病容易掛勾，當肥胖就像駭客入侵，等於健康也慢慢遠離。

由於肥胖衍生的病症太多、太廣，未來的治療更加棘手。一般而言，肥胖不僅影響外觀與活力，更影響身體的機能，包括細胞代謝改變、生理快速衰退，特別是肥胖造成的胰島素失調、血管損傷、自律神經及荷爾蒙失衡等問題。相對的，這些變化也會啟動細胞的

癌化，讓數十年來蟬聯死亡率最高的癌症，持續對國人生命造成威脅。我們不應輕忽肥胖，只有把過多的脂肪趕出身體，才有健康的資本，當下就把減肥當成一種全民運動，健康才能長久。

◆ 「肥胖」容易成為癌症和慢性病候選人

很多人不知道肥胖也容易被癌細胞入侵。根據世界癌症研究基金會指出，人類的惡性腫瘤與人體過多的脂肪有關。報告指出，肥胖會增加罹患口腔癌、食道癌、胃癌、膽囊癌、肝癌、結直腸癌、乳腺癌、卵巢癌、子宮內膜癌、攝護腺癌和腎癌的風險。

除此之外，你知道肥胖和多少慢性病有關嗎？如果你有肥胖症，這些病都會找上你，像是高脂血症、高血壓、高血糖、心血管疾病、新陳代謝症候群、脂肪肝、膽結石、退化性關節炎、多囊性卵巢，以及疲倦、過敏、便秘、頭痛、頸背痠痛、睡眠障礙等等。這些因肥胖引起的肥胖病，如果不加以治療，最後會造成身體的多重合併症，使器官逐漸衰竭而死亡。因此從現在起，下定決心和肥胖說 Bye Bye，千萬別讓肥胖有機會找上門。

肥胖病就像殺手般，威脅我們的壽命

肥胖病的主要殺傷力，就是「減短人的壽命」。單從 BMI（身體質量指數）與死亡率的關係發現，當身體質量指數過高之時（BMI ＞ 40 ～ 50），也會減少 8 ～ 10 年的壽命。就連歐洲每天也有高達 8% 人數的死亡原因，就是和體重過重、肥胖有關，因此肥胖病就是威脅大眾最大的幕後殺手。

02 肥胖不是病？病起來減壽命！

什麼是肥胖病？哪些人容易得肥胖病？對現代人而言，肥胖病隨時伺機而動。一般肥胖的人，就容易有肥胖病，例如第二型糖尿病就是一種肥胖病，因為這類型的糖尿病八、九成都是因肥胖所引起，所以現代人應該經常監控體重與身體狀況。

有人會質疑為什麼「有些人很胖，卻沒有肥胖病？」其實造成肥胖病的最大關鍵，就是胰島素阻抗，它幾乎是所有肥胖病的元凶，而肥胖病的發生，也必須藉由身體檢查來確診。

雖然，有些人即使胖，卻沒有肥胖病，這是因為每個人的條件不同，例如年紀、性別、基因、肥胖類型與肥胖程度不同，因此影響肥胖病發生的時間與嚴重性，但只要一直胖下去，最終仍會不敵肥胖的摧殘而誘發肥胖病的到來。另外，肥胖病經常會合併多種的病症，例如三高（高血糖、高血脂與高血壓）。

1 肥胖病就像千面女郎

肥胖病經常會被忽視的最大原因，就是它的症狀很容易被掩蓋，因為肥胖病一直扮演千面女郎的角色，讓人無法真正看出它的面貌。況且有肥胖的人不見得會有肥胖病，這與個人的性別、年齡、家族史與生活方式有關，甚至也受種族或族群的影響。舉例來說，一個 BMI 是 26，也有肝病家族史的過重者，他得非酒精性脂肪肝的風險，有可能跟 BMI 是 28，但卻沒有任何肝病家族史的人一樣，這是因為每個人能忍受脂肪對身體代謝的影響不同所造成的。

蘋果型肥胖容易誘發肥胖病的形成。每個人發生的肥胖病因、種類與過程，都不盡相同，如同每個人的基因和生活背景不同，對體重過重的耐受性也會有所不相同。尤其性別、基因與家族也與肥胖病息息相關，個別差異也是形成各種肥胖病的重要關鍵，例如肥胖會促使女性容易得膽囊結石、靜脈曲張、失眠、多囊性卵巢的機會，而肥胖的男性發生脂肪肝、痛風、高血壓、腎結石與攝護腺癌的機會較大。

另外，肥胖類型對肥胖病的形成影響很大，專家利用量測腰圍，將肥胖分為「蘋果型」和「西洋梨型」的兩種類型。研究發現，蘋果型肥胖比較會誘發肥胖病的形成，因為腹部的脂肪細胞容易游離成脂肪酸，造成三酸甘油酯升高，過多的脂肪酸會阻礙肌肉細胞對葡萄糖的代謝，於是造成血糖上升，形成第二型的糖尿病。另外大量游離的脂肪酸也會提高血管的壓力，促使腎上腺素產生，導致動脈緊縮，形成高血壓。

＊ 蘋果型與西洋梨型肥胖的主要差別

肥胖種類	肥胖部位	標準	對健康的影響
蘋果型肥胖	・會在腹部堆積大量脂肪，看起來圓滾滾像個蘋果	・腰圍若男性 ≥ 90 公分，女性 ≥ 80 公分	・易誘發肥胖病 ・易引起高血壓和心血管疾病 ・易使血糖上升和糖尿病。
西洋梨型肥胖	・脂肪主要堆積在臀部、大腿	・腰臀圍若男性的比例 < 0.9，女性 < 0.8	・以女性居多，易引起體態笨拙或皮膚發炎等問題。

2 肥胖病竟是營養不足惹的禍？

「肥胖」曾被視為是一種營養過剩的疾病，如今專家卻一致認為是由營養不良引起的代謝失調，衍生出肥胖病。肥胖病是慢性病，可說是「生活型態失常」的疾病，若沒有改變自己的生活方式，一旦形成慢性的肥胖病，就可能會重複發生，而且很難根治。

造成肥胖病的主因，主要與生活環境、飲食型態有關，尤其現代人的飲食方式講求方便、快速，只要合胃口、喜歡吃，或能吃好、吃飽就好，鮮少人會注意攝取的食物對肥胖造成的影響。上述的飲食方式很難讓人獲得充足的營養，長期下來，人們就會產生營養不良，潛在的營養不良會衍生肥胖的問題，久而久之，也會造成各種的肥胖病。

小心！營養不充足，容易得肥胖病

有些營養素不足與肥胖病有關，例如：缺乏維生素 B 群會影響能量的代謝，尤其維生素 B_1、B_2、菸鹼酸是能量代謝的重要因子，而維生素 B_6、B_{12} 參與蛋白質與脂肪的代謝反應。還有輔酶 Q10（CoQ10）能促進粒線體合成細胞能量的 ATP，提高身體代謝的功能。甚至有些抗氧化營養素，包括維生素 C、維生素 E 與硒，以及多酚類、花青素、白藜蘆醇、茄紅素等植物性化學物質，能幫助清除自由基，減低氧化壓力，調節發炎的反應，對於改善肥胖病也有輔助的功能。

3 肥胖病是健康的警示燈？

大家都知道，肥胖是一切疾病的根源，經常也有人把肥胖與疾病劃上等號。簡單來說，肥胖病是一種警告，也是健康亮紅燈的前兆，肥胖對身體影響的層面很多，接下來，以影響的 5 大層面來說：

❶ 過多脂肪會傷害器官

因為脂肪不僅會儲存在皮下與腹腔，同時也會囤積在器官內部與周圍，而影響器官的正常運作，使生理機能發生障礙。例如高油飲食會使膽汁形成結晶或沉澱成結石；肥大的腹部會引發胃食道逆流；而脂肪肝也會造成肝醣合成受阻的問題。

❷ 肥胖和三高是最佳拍檔

身體脂肪組織游離出來的脂肪酸，會阻礙胰島素的運作，產生胰島素阻抗，相對的，會刺激胰臟分泌過多的胰島素。而高量的胰島素會促使肝臟製造更多的三酸甘油酯與葡萄糖，導致高脂血症與糖尿病，也會增加體內鈉離子的再吸收，間接增加交感神經的亢奮，造成高血壓。

❸ 肥胖容易產生發炎反應

脂肪細胞本身會製造發炎的物質，當身體處在不平衡的狀態下，會增加自由基形成，產生氧化壓力，攻擊身體的細胞，造成基因（DNA）受損與組織發炎反應。例如尿酸具有氧化物的特性，過多的尿酸會導致氧化壓力與發炎反應，當體內的脂肪越多，所引發的身體發炎症狀也越多，於是會產生疲倦、過敏與各種皮膚的問題。

❹ 脂肪的囤積會增加重量與體積

肥胖會造成身體各處機械性的壓力，產生莫名的痠痛與器官退化。例如體重太重會加壓關節承受力，造成關節退化、發炎；身體腰圍太粗也會拉扯腰部的肌肉，造成腰痠背痛；當脂肪堆積在肌纖維間，會使收縮功能變差，造成運動機能的減退。

❺ 脂肪具有分泌功能

脂肪組織不單是儲存油脂的組織，也具有分泌的功能，它能分泌瘦體素與性荷爾蒙，而影響神經傳導物質與荷爾蒙的分泌。例如肥胖會使男性的睪固酮濃度偏低，導致「陰陽」失調；更年期的婦女如果體重過重，會使脂肪組織分泌過多的雌激素，而提高乳癌的發生機會。

4 肥胖病容易引起一連串的病症

肥胖病一旦形成，就很容易發展一連串會相互影響的合併症，例如三酸甘油酯過高的患者，常會併發體脂肪過高、脂肪肝與肩頸僵硬的問題；高血壓患者經常會有尿酸過高與動脈硬化的問題；有血糖高問題的人，也會有脂肪肝的問題；多囊性卵巢的婦女容易罹患第二型的糖尿病。還有睡眠障礙也與高血壓、老人失智的問題有所牽連。這些都源自於肥胖所引發的一連串肥胖病，各個病症之間，環環相扣，相互影響，最終導致身體無法負荷，造成多重器官的衰竭。

◆ 肥胖病一旦依賴藥物， 離健康就越遠

如果過於輕忽肥胖病，一旦肥胖病進入疾病的狀態，就要配合醫師藥物的治療。而長期服藥，或許可暫緩疾病的惡化，但是治療

肥胖病時，藥物的使用可達四、五種以上，長期吃這些慢性病的藥物，對身體功能會逐漸減退，一旦依賴藥物，到時想要恢復到健康的狀況，就更加困難了。

5 改變生活型態，趕走肥胖病

肥胖病最大的特點，就是聚集各種病症於一身。主要還是因現代人失控的飲食與不規律的生活方式導致，如果願意調整自己的飲食方式，改變生活習慣，積極控制體重，肥胖病就能獲得改善，且不藥而癒。研究指出，當肥胖者減少5%以上的體重（例如90公斤的成人，體重減少5公斤），就可以為健康帶來許多益處，像是高血壓、糖尿病、脂肪肝等肥胖病，將可以獲得改善。

◆ 飲食加生活方式雙管齊下，把握黃金治療期

許多研究指出，只要配合均衡的飲食，利用正確的減重方式，使肥胖導致的疾病能復原，就能減輕使用藥物。因此，治療肥胖與伴隨的肥胖病症，千萬不要讓自己喪失任何的機會。期盼每個人都能把握治療的黃金時間，及早改變飲食與生活方式，同時把體重減輕，如此一來，就能讓上天幫助我們重新找回健康。

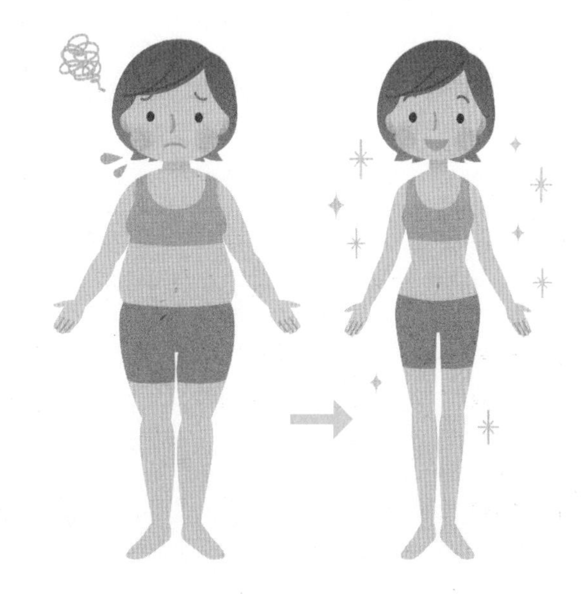

▶ 掌握「均衡的飲食」，並且「改變生活習慣」、「積極控制體重」，肥胖病就能獲得改善，體重也能減輕。

03 營養師的會診室！小心，肥胖纏身！

1 肥胖病喜歡偏愛速食、肉食的人

諮詢個案

家豪的血壓今天特別高，量測的血壓是 150/98mmHg，體重比去年多 2 公斤，體脂肪也增加 5%。從健康檢查報告發現他的血脂肪－三酸甘油酯、總膽固醇、低密度脂蛋白膽固醇（LDL）全部超標，高密度脂蛋白膽固醇（HDL）明顯偏低，連同膽固醇危險比值也大於 5，其他的空腹血糖與尿酸值也都偏高。經由超音波檢查發現，肝臟有脂肪肝與膽結石的問題，而且肝功能指數（GOT、GPT）與膽紅素也升高。

如果家豪的這些異常數值沒有加以改善的話，很快就會引發各種疾病，包括高血壓、糖尿病與肝炎病情會加重，就連血管硬化、痛風、關節炎與癌症的風險也相對提高。

從案例發掘現代人的飲食危機

營養師發現現代人普遍的飲食習慣都和家豪相似。家豪的飲食型態就是現代科技人的飲食與生活寫照。白天隨便吃，晚上有空就吃大餐，靠吃來放鬆心情，但是一旦體重持續增加，就會引來一連串肥胖病的問題。下方是他飲食的主要內容：

早餐 偏愛速食店的漢堡與咖啡。

中餐 常吃排骨便當或炒飯、麵食等，時間緊迫就吃便利商店的微波食品。

晚餐 偶爾約朋友去吃牛排、海鮮大餐或燒烤，有時也會順便小酌一番。

營養師的叮嚀：吃肉長肉的飲食危機

從家豪的飲食方式我想提醒大家，我們的飲食已逐漸從植物性食物轉向動物性，讓「我要吃肉！」經常成為許多人餐桌上的吶喊。而動物的肉品包括牛排、海鮮儼然成為現代人的主食，蔬菜卻當成餐盤裡的裝飾品，這種飲食型態已讓現代人陷入肉食者的危險之中。

老實說，肉類攝取過多與外食比例增加、飲食西化與多元性有關，這種飲食型態改變了台灣糧食需求的結構，也影響到國人的健康狀況。

❶ 肉類取代米食的驚人數據

根據農委會統計，國人傳統主食的米飯，已逐漸被其他食物替代。以下例子可見國人的飲食型態已逐漸偏向肉食的飲食方式。

- 民國 95 年，肉類的消費量平均每人 79 公斤，比 10 年前增加約 4 公斤。
- 民國 95 年，白米平均每人消費量為 48 公斤，相較 10 年前減少約 11 公斤。
- 民國 104 年，白米平均每人消費量約 45 公斤，下降得更低。

❷ 無肉不歡使引病纏身

研究證實，肉食和疾病關係密切。根據調查，男性肉食者得心臟病的機率比素食者多 4 倍，糖尿病多 3.8 倍，肥胖症 2 倍，攝護腺癌 1.5 倍；女性方面，肉食的女性在 55 歲後，得心臟病的機率比素食者高 1.5 倍，肥胖症 2 倍，卵巢癌 1.7 倍。研究也發現，大量攝取紅肉，且蔬菜吃得少的人，會增加 2.5 倍罹患大腸癌的機會。

❸ 加工肉品和紅肉加速肥胖病

美國臨床營養期刊也指出，加工肉品含的硝酸鹽會增加胰島素阻抗，使得細胞對於胰島素的反應減退。同樣的，吃過多紅肉的人，也會造成身體儲存的鐵過量，而過多的鐵會增加自由基的氧化反應，這些氧化壓力與胰島素阻抗的問題，就會造就更多有肥胖病的人。

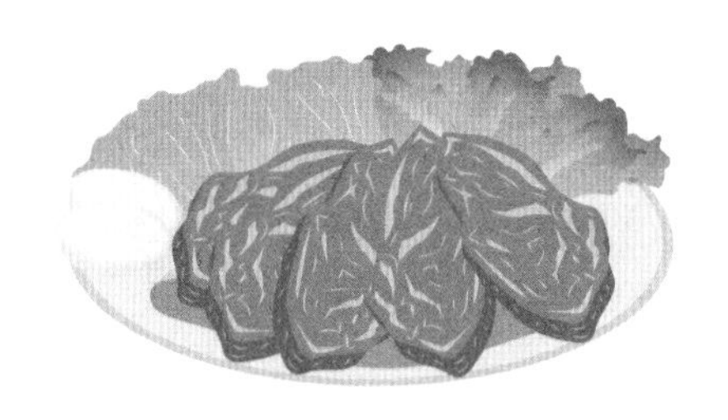

▲ 食用加工肉品和紅肉，易加速罹患肥胖病。

揭開吃肉對健康造成的 NG 行為

從現今大腸癌的盛行率是 30 年前的 2 倍來看，發現這是和越來越多人不吃糙米飯、雜糧飯等傳統主食，卻吃過多像麵食、水果這種精製的醣類，以及攝取愈來愈多紅肉、吃太少蔬菜有關。這裡要告訴大家，食肉其實是一種傷身又傷害環境的 NG（No Good）行為。

NG1. **多肉會助長大腸癌：**當攝取過多的肉類，腸道又無法完全將肉類分解消化時，殘留物會在腸道發生腐敗，產生硫化氫、氨、亞硝胺等毒素，也釋放大量活性氧（自由基），破壞細胞的 DNA，引發大腸癌。

NG2. **吃肉助長地球暖化：**每生產 1 公斤的肉，就會排放 36.4 公斤的二氧化碳，相當於砍掉 3 棵綠樹。根據統計，台灣人每年平均吃掉約 80 公斤的肉，只要一天不吃肉，就可以減少 1 億 6 千萬公斤以上的二氧化碳排放，就可以保護環境與地球，延緩暖化速度。

加工食品與西式結盟，會爆出什麼火花

各種肥胖病都與高油、高鹽與高糖的飲食型態脫不了關係。只要身體再攝取過多人工添加物就會產生傷害，如果上述的飲食方式又與肉類與奶品搭在一起，就會形成另一種可怕的飲食。

你能想像嗎？這種飲食型態足以讓國人成為亞洲國家中，擁有肥胖與新陳代謝症候群人口中的翹楚，同時也讓各種肥胖病，包括糖尿病、高血壓與心臟病，提早成為年輕人的流行病，舉例來說：你是不是也常吃以下這些食物，如果一天三餐是這樣，能不胖嗎？

早餐 漢堡＋炸雞＋薯條＋可樂等組合

中餐 雞排＋鍋貼＋蔥油餅＋珍珠奶茶等組合

晚餐 牛排＋酥皮濃湯＋冰淇淋等組合

2 肥胖病喜歡愛喝飲料與吃糖的人

諮詢個案

張先生是一家科技公司的工程師，年紀 40 歲，因為經常加班，所以每週上班的時間至少超過 40 小時。最近他抽空來做全身健康檢查，發現自己身體狀況非常不理想。他的三酸甘油酯明顯升高，好的膽固醇只有 32mg/dL（毫克 /100 毫升），不到正常值的 40mg/dL，血糖與尿酸也都超過正常值（正常血糖應低於 100mg/dL，尿酸應低於 7mg/dL）。雖然體重正常，但體脂肪卻將近 25%，明顯超標（男性應小於 20%）。這幾個月來，他也發現自己的血壓有些浮動，收縮壓大約 130、140mmHg 左右。

從案例發掘現代人的飲食危機

經營養師評估後發現，他有抽菸的習慣。每天早餐吃早餐店的三明治，搭配一杯紅茶或水煎包加豆漿。中午吃公司供應的員工餐，每到下午兩、三點，他會再喝咖啡或手搖飲品。晚餐大多外食或與朋友、同事一起聚餐，晚上回家覺得口渴時，也會再喝可樂或吃水果。

張先生的飲食型態是現代上班族常見的生活模式。他的飲食方式透露了他身體正遭受肥胖病的威脅，因為他罹患了新陳代謝症候群，三高的症狀已經出現，若不加以改善，很快的，他就要到門診拿治療三高的藥物，同時他的動脈硬化與心血管疾病的風險也會大大提高。

營養師的叮嚀：現代人容易沉溺在甜蜜的陷阱中

從張先生的飲食方式提醒我們，含糖飲料是一種可怕的食物來源，其中的果糖就是傷身的重要關鍵。而抽菸改變他味蕾的敏感性，讓他成為「嗜糖成癮」的受害者。而根據 1989 年統計，台灣人每天平均吃糖量約 68.86 公克，相當於一天吃進四分之三杯的糖，顯示現代人吃糖可能比吃飯還多，而且吃糖量仍然持續增加。雖說，很多人知道糖對身體有危害，但許多觀念仍舊似是而非，以下我整理 4 個要點，讓大家快速釐清。

❶ 蔗糖可分解為果糖和葡萄糖

過去，「糖」的來源主要來自砂糖、方糖和冰糖，這「糖」的成分就是蔗糖，由一分子果糖與一分子葡萄糖連結的「雙醣」結構，經消化後，分解為果糖與葡萄糖。而大部分的果糖會快速轉成中性脂肪囤積起來，或沉著於內臟或血管，進而形成脂肪肝、高血壓與動脈粥狀硬化。

❷ 高果糖玉米糖漿甜度是蔗糖 1.8 倍

近年來，之前慣用的蔗糖已由高果糖玉米糖漿（HFCS）取代，從 1970 到 1990 年間，高果糖玉米糖漿的消費量急增 100%以上，增加的速度遠超過其他食物。根據估計，美國人平均每天吃 132 大卡的高果糖玉米糖漿，相較於 30 年前，每人每天的熱量也增加了 200 ～ 300 大卡，其中 1/3 ～ 1/2 來自飲料，而大多數的飲料都添加含有果糖成分的人工糖漿，果糖不僅便宜又甜度高，其甜度是蔗糖的 1.8 倍，深受廠商和消費者的喜愛。

❸ 果糖轉成脂肪速度高過其他糖類

德州西南大學醫學中心研究顯示，身體將果糖轉換成脂肪的效率，遠高過其他糖類，且人體能以驚人的速度，無限的將果糖轉成脂肪，而這種現象對肝臟的影響最大。舉例來說，肝臟就像交通警察一樣，能指揮葡萄糖的去處，決定是否做為能量代謝，還是儲存下來，然而果糖卻能逃過肝臟的指揮，直接快速轉成脂肪，在肝臟中儲存。可怕的是，肝臟的脂肪代表腹部脂肪，當脂肪堆積越多，就會造成身體的胰島素阻抗，以及各種肥胖病的產生。

❹ 過度攝取果糖，傷害全身

現代人因過度攝取果糖，而造成身體嚴重的傷害，包括果糖會合成三酸甘油酯，加速血管硬化；會增加尿酸含量，提升高血壓機會；形成糖化終產物（AGEs），引起發炎反應，阻礙血糖調控。如果長期攝取糖過多，尤其高果糖玉米糖漿，不僅會造成營養素的缺乏，也會使情緒不穩、專注力及學習力下降，同時增加罹病的風險，包括免疫下降、血糖起伏、蛀牙、皮膚老化、青春痘、肥胖，甚至脂肪肝、糖尿病、高血壓、痛風、心血管疾病、癌症，幾乎所有肥胖病的發生都與攝取過多的果糖有關。

不可不知！為什麼吃糖容易生病？

為什麼吃太多糖會增加罹病的機會呢？這與免疫能力有關，因為細胞需要維生素 C。

❶ **糖和維生素 C 是敵人關係：**果糖、葡萄糖與維生素 C 的結構類似，進入細胞的通道也一樣，如果細胞外的果糖或葡萄糖太多，就會和維生素 C 相互競爭搶地盤，使得進入細胞的維生素 C 減少。

❷ **維生素 C 不夠免疫力會降低：**當細胞內的維生素 C 不夠時，會影響細胞的抗氧化能力，尤其免疫細胞（如白血球）的維生素 C 濃度，是血液的 20～100 倍。這些白血球會利用自由基來消滅病毒和細菌，而高濃度維生素 C 可以保護血球細胞免受自由基的傷害，如維生素 C 不夠，免疫細胞的功能就會下降，使吃糖過多的人免疫功能變差，容易感冒、發炎、長膿瘡、呼吸道有痰、傷口難以癒合以及泌尿道感染等，甚至也會大大提升罹患癌症的機會。

❸ **糖也會趕走好的膽固醇（HDL）：**糖的攝取量也與血中好膽固醇（HDL）及三酸甘油酯含量有直接關聯，只要糖吃得愈多，體內的 HDL 就會愈低，而三酸甘油酯也會愈高，這些因素都會加速糖尿病、高血壓與動脈硬化的發生。

專家建議！吃糖不要超過總熱量的 10%

＊ 每日糖的攝取量建議

專業單位	每日糖的攝取量
世界衛生組織	應少於熱量的 10%
美國農業部	控制於熱量的 6 ～ 10%
美國心臟學會	不超過 100 ～ 150 大卡，相當 5 ～ 8 茶（小）匙
國民健康署（2018 年）	飲食添加糖不宜超過總熱量的 10%

從上表來看，如果每日攝取 2000 大卡的成年人，糖的攝取量應低於 200 大卡，以 1 公克糖產生 4 大卡的熱量計算，每日添加糖的量應低於 50 公克。若依市售食品估算，一罐含糖飲料就有 20 ～ 30 公克的糖，一杯 150c.c. 的含糖咖啡約有 8 ～ 10 公克，一份甜食也含 20 ～ 30 公克的糖，甚至許多人愛吃的紅燒肉、糖醋魚、酸辣湯，也會在烹煮中加入糖調味，小心喔！甜蜜暗藏的危機幾乎無所不在。

一定要注意！含糖飲料奪取下一代的健康

現代人從飲食攝取的糖來源，多以含糖飲料、甜食與各式餅乾、麵包、穀物加工食品為主，其中國人攝取糖的最大來源就是含糖飲料。以 2013 ～ 2016 年「國民營養健康狀況變遷調查」顯示，有 93.9%的國中生、88.9%高中生，以及 83.6%的 19 ～ 44 歲成人，每週至少喝 1 次含糖飲料，而且每週平均喝的次數達 7 次之多。尤其是孩童糖吃越多，就會大量減少吃進天然食物的穀類、蔬菜、水果和乳品，進而產生營養不良的情形。家長必須培養孩子從小有管控糖的能力，因為糖除了會讓孩子蛀牙還有發胖，還有以下 3 個影響：

❶ **吃糖會降低智商**：飲食中添加的糖，會破壞大腦的認知能力，嚴重影響孩童的智力發展。

❷ **吃糖會少「鈣」了**：研究也發現，兒童攝取的鈣太少與糖吃過多有關，使兒童的成長受阻，發育也明顯落後。

❸ **吃糖會變四眼田雞**：吃太多糖，體內的維生素 B 群會不足，而維生素 B 群是維持神經系統健康的一大功臣，孩童吃糖容易近視。

3 肥胖病喜歡偏食、生活不規律的人

諮詢個案

筱惠是 48 歲的女性，也是減肥班的學員。因她在一次健康檢查中，發現她的三酸甘油酯與膽固醇明顯偏高，糖化血色素也偏高，即使體重不算重的她卻也有脂肪肝的問題，因為怕自己很快會成為糖尿病人，於是積極的參與減重與血糖調控的課程。

她是個家庭主婦，也是個自由工作者，每天的生活非常不穩定，三餐鮮少開伙，大多靠便利商店或麵店、小吃店來解決三餐，有時中、晚餐也隨便吃幾顆水餃或麵線、羹湯果腹。早上經常只喝杯咖啡，搭配個貝果或水果當早餐。她自以為滿注重養身，認為「多吃些水果，有益健康」，卻不知她的養生觀念根本是錯誤的。

從案例發掘現代人的飲食危機

筱惠雖沒有體重過重，但卻有脂肪堆積在肝臟的問題，甚至經常不穩定的血糖值，讓她的糖化血色素有偏高的情況，未來也很有可能變成糖尿病的病人呢！因為她的飲食型態幾乎被各種加工食品綁架，而且偏食，攝取的食物變化少，生活的模式也相當混亂。簡單的說，她的飲食中所吃的食物品質差，又幾乎一成不變，而進餐的時間卻混亂且多變，這種飲食與生活型態最終會讓人陷入肥胖病的危險中。

營養師的叮嚀：為何現代人容易被加工食品綁架呢？

加工食品是近二、三十年的科技產物，它帶來的便利性，已成為現代人最大的依賴。這種便利的食物包括速食、即時食品或冷凍食品、微波食品等，就是仗著方便、好吃，容易取得，不易腐壞的優勢，而橫行在人類的生活圈中。在吃加工食品前，不妨停、看、聽，想一想是否自己已經習慣被加工食品綁架了呢？

❶ 四多一少的陷阱

加工食品會因不同包裝與特調的口味，讓人看似品項或種類繁多，看了很吸引目光，通常有一個特點就是熱量多、油多、糖多、鹽多來調味，添加食物的風味，但鮮少含有食物原有的營養，四多一少的陷阱，讓很多人營養不良更引起肥胖病。

❷ 添加化學成分很可口，味覺容易被綁架

現代人很習慣加工食品的味道，因為以糖、鹽與脂肪調味會增添風味，也能增加保存期限，甚至有些食品也會加進可充當香味

劑、著色劑或防腐劑的化學成分，這些成分會挑起人們的「原始味覺」，使人喜愛，讓人沉迷，產生越吃越想吃，也會吃越多的困境。

❸ 食物單調沒變化，營養不均衡

現代人的飲食經常會發生一些偏頗的行為，就是不斷重複單調的飲食，例如早餐的食物幾乎一樣，只有麵包配咖啡或紅茶，或者三明治加豆漿，或是每天吃水煮蛋或茶葉蛋等等。中餐吃的食物也都很類似，例如常吃麵食或都吃素食，這種偏頗的飲食情況，不僅難以滿足身體和心理的需求，導致營養不均衡。長期下來，一旦看到美食在前，就容易造就暴飲暴食或大吃特吃的飲食失控者。

現代人要維持健康，就需要均衡的飲食，而飲食要優質，就要經常變化。變化的飲食能提供更多營養素來源，提升身體吸收、代謝與合成，例如早餐吃蛋也要有變化，不要只吃同一種蛋的型式，而是利用蛋與不同食材烹煮的方式，如番茄炒蛋、洋蔥炒蛋、蔥花蛋或煎蛋、水泡蛋等等不同的組合變化，讓飲食更均衡，更能滿足身體的需要。下方簡單舉例我的一天三餐給大家參考：

早餐 洋蔥炒蛋＋饅頭＋香蕉牛奶

中餐 五穀飯＋紅蘿蔔炒豆干＋滷排骨＋地瓜葉

晚餐 彩椒鮮蝦螺旋義大利麵＋番茄蔬菜湯

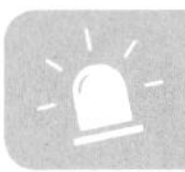

回想一下，你也正在吃高鈉食品嗎？

現今的西式飲食（包括速食）不僅是美國人最愛，也是廣受現代人歡迎的飲食之一。根據報導指出，麵包、咖啡與熱狗是美國人最常吃的食物，而吃最多的蔬菜則是炸薯條、洋蔥圈與番茄醬。水果也以果醬、果汁與水果罐頭名列榜首。這些在西式飲食中常見的食物都是加工食品，不僅營養少得可憐，更是造就有營養不良肥胖者的飲食。

尤其這些食品提供了讓人意想不到的鈉含量，根據估算，現代人攝取的鹽量，有三分之一來自麵包類和酥皮點心，其中披薩、漢堡、薯條、麵包、各式醬汁、番茄醬佔大部分，加上多數人經常以麵包或漢堡為早餐的主食，不知不覺就吃下過量的鈉。

- 一片白吐司含有 80 ～ 240 毫克的鈉
- 一杯罐頭雞湯含 100 ～ 940 毫克的鈉
- 3 盎司（93 公克）漢堡肉含 450 ～ 1050 毫克的鈉
- 1 盎司（31.1 公克）袋裝洋芋片有 50 ～ 200 毫克的鈉

這些加工食物會使人們沉溺在人工變質的口味中，讓威脅現代人健康的高血壓、痛風、腎臟病、骨質疏鬆症、心血管疾病等肥胖病提早報到。

每人每天所需三大營養素的理想比例

飲食要均衡，才能維持身體的活力與健康，均衡的飲食著重於三大營養素的分配，即蛋白質（Protein）、脂肪（Fat）與醣類（Carbohydrate）的比例。根據衛生福利部建議國人每日 P（蛋白質）：F（脂肪）：C（醣類），即 PFC 的理想比值是 12：25：63，也就是每人每天所需三大營養素的理想比例，蛋白質佔 12%，脂肪佔 25%，醣類佔 63%。

不過，近年來，國人的 PFC 逐漸偏離理想值，根據民國 104 年 PFC 的比值為 12.8：38.2：49.0，對應之下，國人的糧食攝取呈現不均衡的現象。除了蛋白質接近理想值之外，脂肪較理想值高 13.2%，醣類卻不足 14%。另外，從每日熱量的攝取發現，民國 104 年平均每人每日的攝取熱量為 2812 大卡，比衛生署建議的 2200 大卡高出 640 大卡，由此可見，現代人攝取的熱量明顯偏高，而飲食也有嚴重的偏差，要調整飲食失衡的狀態，應從降低脂肪的攝取與增加全穀類的米飯與蔬菜分量做起。

＊ 理想熱量攝取與民國 104 年熱量攝取

	成人每日熱量建議	蛋白質佔熱量的比值	脂肪佔熱量的比值	醣類佔熱量的比值
理想建議	2200 大卡	12%	25%	63%
調查情況（民國 104 年）	2812 大卡（偏高）	12.8%	38.2%（偏高）	49%（偏低）

CHAPTER 2

五大類（40種）肥胖病自療小學堂

01 健康檢查＋營養評估＋瘦身步驟＝健康享瘦全攻略

任何有體重過重或肥胖問題的人，都應該留意肥胖所引發的各種肥胖病，所謂預防勝於治療，若能定期健康檢查，並能定期請營養師做專業的營養評估，就能事半功倍，輕鬆享瘦。

1 全身健康檢查更享瘦無病

如果你有肥胖問題，建議要做以下表格中最基本的健康檢查，像是血液檢查、超音波檢查、身體組成，以及靜態心電圖等其他檢查。若有需要，可加選胃鏡、大腸鏡、骨質密度、動脈硬化篩選，以及女性的乳房超音波、乳房攝影、婦科超音波或男性的攝護腺超音波等。另外，也有心率變異性分析可檢測自律神經的協調性，全方位睡眠機能檢測用於睡眠品質的評估，以及身心功能檢測用於檢視個人的壓力反應，這些可依照個人狀況需要而加選。

＊ 最基本的健康檢查

血液檢查	包括各種血球、生化與血清的血液分析
腹部超音波	包括肝、膽、脾、胰、腎的影像掃瞄
身體組成	身高、體重、體脂肪、BMI、腰圍、血壓
其他	靜態心電圖與理學檢查、醫師會診

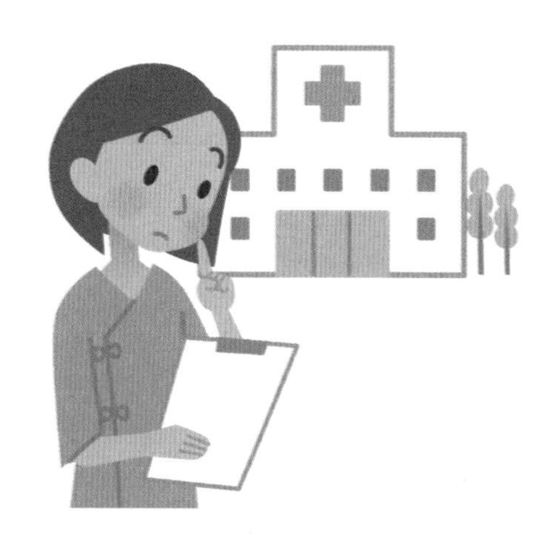

▲ 體重過重的人，建議定期健康檢查及接受營養師的專業評估，更能輕鬆享瘦。

2 執行營養評估瘦用一生

最好有專業營養師利用整份健康檢查結果的報告，找出個人健檢的異常數值，協助確認肥胖病的相關合併病症，同時營養師應該給予受檢者整合性的營養諮詢，猶如一份個人對付肥胖病的處方，幫助治療相關的肥胖病。

如果沒有專業營養師的諮詢，受檢者只要發現自己有任何相關的肥胖病症發生，也可以藉由該病症的飲食調理與生活調整，來遏止病情的惡化，同時配合控制體重與瘦身步驟（參考 P.127 CHAPTER 3首席營養師的完整減重計畫），幫助整體健康的恢復。

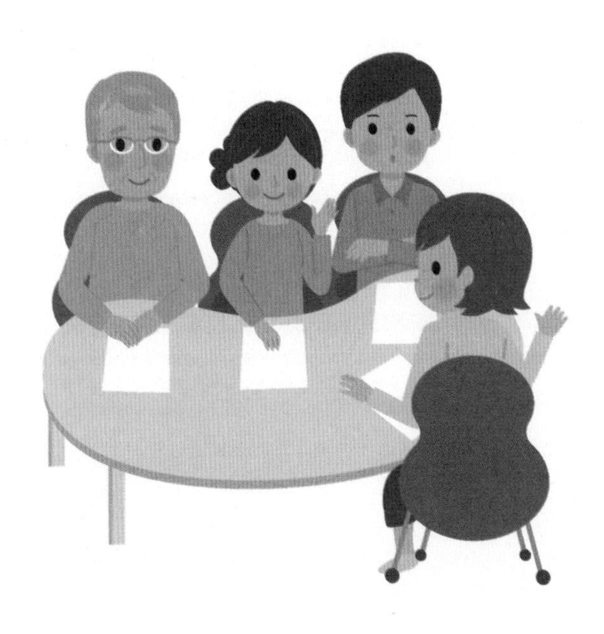

▲ 專業營養師會利用整份健康檢查結果的報告，找出個人健檢的異常數值，協助確認肥胖病的相關合併病症，並給予受檢者整合性的營養諮詢。

02 自療肥胖病的健康瘦身方法

因為肥胖形成的肥胖病經常會有三、四種或更多病症的組合，一旦肥胖者確認或察覺自己有肥胖病的問題，最好把握三個黃金的治療原則。

Point1. 病症過於嚴重時，需尋求相關醫療的診斷與治療，不迷信坊間偏方。

Point2. 病症尚未損傷器官時，參考 P.31 CHAPTER 2 五大類（40 種）肥胖病自療小學堂，改變個人的飲食與生活方式。

Point3. 積極配合，參考 P.127 CHAPTER 3 首席營養師的完整減重計畫，循序漸進的減輕體重。只要肥胖者能藉由這「三」管齊下的原則加以執行，就能輕鬆遏止肥胖病的蔓延，同時也能根治肥胖病。

在此，從肥胖對生理層面的影響，分成五大類，包含將近 40 多種肥胖病。其次，再從疾病的嚴重性、誘發原因、改善對策與提醒，來協助長期飽受肥胖病纏身之苦的朋友，獲得病症的改善，重拾身體的健康。

03 一網打盡 40 種病症肥胖病

肥胖會引起生理機能障礙、身體代謝失調、機械性傷害、氧化壓力與發炎、神經與荷爾蒙失衡等五大類病症，而這五大類病症又可分出 40 種常見的病症。

1 生理機能障礙的 5 大病症

病症 1 脂肪肝與肥胖病難捨難分

蝦密？每 3 人就有 1 人脂肪肝！這樣的數據真驚人，你知道台灣有三分之一（佔 33.6%）的人有脂肪肝嗎？尤其是肥胖者的肝細胞經常會蓄積大量脂肪顆粒，只要肝細胞囤積的脂肪超過 5%，就代表有脂肪肝。脂肪肝患者經常沒有自覺症狀，少數會出現腹部飽脹、食慾不振或全身倦怠等。然而脂肪肝之所以可怕，就在於它會像個隱形殺手，直到肝臟受到永久性的破壞，才讓人發現健康已經很難挽回了。

◆ 揪出導致脂肪肝的三兄弟就是肥胖、 糖尿病、 酒精

許多人認為喝酒才會脂肪肝，其實原因不是那麼單純，肥胖、高脂血症（膽固醇或三酸甘油酯過高）、藥物、酗酒和糖尿病，都可能是形成脂肪肝的原因，尤其糖尿病患者會因醣類代謝異常，使肝醣儲存的量減少，肝臟脂質的生成增加，於是導致糖尿病形成的脂肪肝。糖尿病與脂肪肝猶如難兄難弟，關鍵在於胰島素阻抗與腰圍是決定肥胖者出現脂肪肝的影響因素，如果能及時治療，90%的肝病是可以逆轉的。

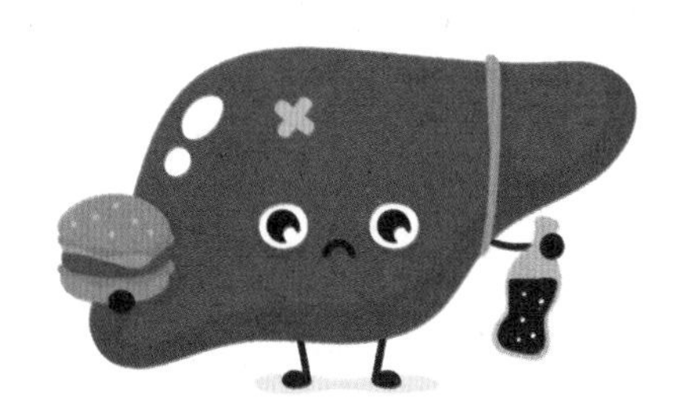

＊與脂肪肝密切相關的 3 大原因

主要成因	與脂肪肝的關係	嚴重後果
體重	將近 76%的體重過重者有脂肪肝，而中度脂肪肝患者就有八成有體重過重，幾乎所有重度脂肪肝的患者體重都是過重。	患有脂肪肝的肥胖者併發肝硬化、肝癌的機率是正常人的 150 倍。
糖尿病	每 10 個糖尿病患者，就有 7 人有脂肪肝。每 2 名脂肪肝患者就有 1 人可能有糖尿病。	脂肪肝、糖尿病史與三酸甘油酯過高是三個重要風險因子。有脂肪肝的人加上他的三酸甘油酯過高，以及糖尿病的家族史，會增加罹患肝癌的機會。
酒精	長期酗酒容易導致酒精性脂肪肝。	若不戒酒，將會發生肝硬化或肝癌，以及提升頭頸癌的機會。

◆ 四減（減糖、脂肪、熱量、體重）一解的改善策略

近年來，一份「國人脂肪肝認知與外食行為」的調查發現，有 4 成的脂肪肝患者幾乎三餐都外食，而最受歡迎的餐食以排骨與雞腿便當名列第一，其次是炒飯、炒麵與奶茶。因此，現代人常吃的高糖、高油食物與缺乏蔬果均衡的攝取，正是導致脂肪肝的主因。改善非酒精性脂肪肝的策略有以下幾個：

❶ 減低醣類（糖分）與脂肪

改善非酒精性脂肪肝的飲食，在於降低血中過高的三酸甘油酯以及提升胰島素的敏感性。研究顯示，過量的糖分會增加熱量的攝取，加速肝脂肪合成，尤其富含果糖的水果、果汁與飲料，因無需胰島素的調控，直接進入肝細胞合成脂肪，是形成脂肪肝的主要來源。而飲食中若攝取過量飽和脂肪與反式脂肪，會增加肝細胞的氧化壓力，耗損肝臟的正常代謝，使脂肪在肝臟大量堆積。

❷ 減少熱量

在減少熱量時，可提升植物性蛋白質攝取（例如豆漿、毛豆、糙米），少吃精製糖分與甜食，避免暴飲暴食，睡前不吃消夜，且限制飲酒。

❸ 減輕體重

研究指出，只要減去 5 ～ 7% 的體重，就可使肝臟脂肪明顯減少，並能改善肝臟發炎，不過，最好遵循正確的減肥方式（參考 P.127 CHAPTER 3 首席營養師的完整減重計畫），否則會因不當的減重，喪失更多的營養素，像是蛋白質、維生素與微量元素，使得肝臟代謝變得失常，反而造成營養不良的脂肪肝。

❹ 從肝臟的解毒與排毒做起

脂肪肝患者若要解決身體的疲累感，建議可補充有助於肝臟解毒與修補的營養元素，同時減少飲食中造成肝臟傷害的毒素（重金屬、塑化劑）與氧化物（多環芳香烴、雜環胺）的來源。研究證實，奶薊草（milk thistle）與朝鮮薊（artichoke leaf）是護肝的天然植物來源，尤其奶薊草主成分的水飛薊（silymarin），可增加超氧化物歧解酶（SOD）的活性，協助肝臟解毒與修復肝臟功能；朝鮮薊活性成分的洋薊酸（cynarin），能清除氧化自由基，防止毒素與自由基對肝臟的損害，兩者都是國內、外極為推崇的護肝成分。

病症 2　愛吃零食與節食是膽結石的最大幫凶

你與膽結石的距離有多遠呢？根據統計，國人平均每 10 人就有 3 人有膽結石的問題。很多人以為膽結石和自己沒什麼關係，這是因為大多數的膽結石患者，大約六、七成終其一生不會出現任何症狀，而且大部分的人對膽的功能也很陌生。

小時候我們聽過勾踐臥薪嚐膽的故事，你也知道膽多是用在形容詞上，像是大膽、膽量。但從生理作用來看，你知道膽囊是消化系統的一員嗎？它的主要功能是濃縮、儲存和釋放肝臟製造的膽汁。你知道膽汁是由肝臟製造的嗎？它每天約分泌 800～1000c.c.，膽汁可經由膽管釋放到十二指腸，協助脂肪乳化與吸收。所以，當膽汁的成分產生變化時，例如膽汁成分的膽固醇過濃，或膽汁的水分被吸收太多，就可能發生膽結石。

前面提到，很多膽結石患者沒有症狀，只有兩成會出現上腹痛，一成會因結石卡住膽管而引發急性膽囊炎。嚴重時，也會併發膽囊破裂以及腹膜炎。另有 5% 會因為結石掉入總膽管，而引發黃疸或急性胰臟炎，還有極少部分的膽囊結石患者也可能經過 20、30 年長期的刺激，發生極低機率的膽囊癌。

◆ 別懷疑， 肥胖與膽結石的距離就只有一點點

如果你是肥胖者，很可能就離膽結石的距離不遠了。根據統計，膽結石好發的四大高危險族群，包括家族遺傳、肥胖、中年女性以及糖尿病人，尤其肥胖的婦女比男性高出 3 倍，比標準體重的婦女高出 6 倍。

膽結石發作時，經常被誤以為胃痛，而延宕就醫的時機。由於膽結石和胃痛的疼痛部位多在腹部上方，因此疼痛的方式能提供醫生準確的判斷。一般而言，「飯前痛」較可能是胃痛，而「飯後痛」，尤其吃完豐盛大餐後，腹部有像胃痛的感覺，就要懷疑是膽結石引起。膽結石疼痛的強度可由輕微悶痛到嚴重絞痛，嚴重時，背部與右肩也會相繼出現疼痛，一旦膽結石阻塞膽管，就會發生黃疸的症狀。

◆ 避開地雷飲食方法和快速減肥的迷思

現代人的飲食習慣很容易形成膽囊的問題，例如長期節食減肥、早餐不吃或三餐不定時、經常外食、暴飲暴食，以及愛吃零食或小餅乾等習慣的人。這些本來就不利健康的地雷飲食方法，都容易造成膽汁無法順利排出，停滯膽囊，造成膽汁不斷濃稠而產生結晶或結石。尤其有肥胖問題且合併三酸甘油酯過高的人，更會有飲食不良的問題，而他們往往也是膽結石的好發者。如何調理飲食能改善膽結石？

❶ 高纖甩油排膽汁

高熱量或高油的飲食，會使膽汁中的膽固醇濃度增加，膽囊就容易形成結晶或沉澱成結石。研究指出，吃素女性的膽囊疾病盛行率，低於雜食女性，因為纖維質可增加腸道的膽汁排除，有利於膽汁的代謝，避免膽汁過於濃縮而造成膽結石。一般增加飲食的纖維質來源，除了多吃蔬菜之外，也應多攝取植物性蛋白質的黃豆、豆莢類，因為所有的豆類食物，能減少膽汁中膽固醇的濃度，防止膽結石的發生。

❷ 定時定量

有助於調控膽汁的製造與代謝，若早餐吃得不固定、進餐次數太少、三餐無法定時定量，都會影響膽結石的形成。 如果掌握三餐定食定量、配合規律運動，改善高脂血症與肥胖的問題，就能大大降低膽結石的發生。

❸ 不宜快速減肥

對於有體重過重的膽結石患者必須減肥，最好遵照 P.127 CHAPTER 3 首席營養師的完整減重計畫來執行，因為快速減肥（每週超過 1.5 公斤）會促使膽結石形成。研究指出，藉著嚴格控制飲食而快速減肥者，更容易形成膽結石，由於膽囊需要脂肪來刺激膽汁排出，但是使用極低脂肪的飲食會使膽汁滯留膽囊，加速形成膽結石，因此，減肥者應注意每週不宜減少超過 1 公斤體重，且留意飲食的規律與均衡性，以免造成結石阻塞或發炎的問題。

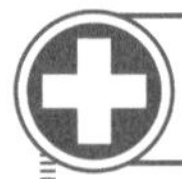

營養保健室

調節肝膽的保健品中，經常含有趨脂因子（lipotropic factors）的膽鹼、肌醇與甜菜鹼，能幫助乳化脂肪，加速肝臟脂肪代謝與疏通膽汁。另外牛磺酸（taurine）與薑黃（turmeric）與膽汁的合成有關，可幫助脂肪代謝，調節肝膽功能。

病症 3　胃何不舒服？談胃食道逆流與消化道潰瘍

相信很多人應該有胃脹氣、灼熱感，甚至有溢食物的經驗，這是胃食道逆流的症狀，也是現代人普遍的文明病。根據統計，台灣的胃食道逆流盛行率約 15.6%，而 8 成以上是男性。尤其台灣男人的罹患率居亞洲之冠。

另一種常見的胃腸疾病是消化道潰瘍，大多來自胃或十二指腸黏膜受到胃酸或幽門螺旋桿菌的破壞，形成開放性的創傷，因此台灣有 90 ～ 95%的十二指腸潰瘍與 60 ～ 70%的胃潰瘍患者會在胃部發現幽門螺旋桿菌，患者也會抱怨上腹疼痛、噁心、嘔吐、腹脹以及食慾不振、體重減輕，甚至解黑便的情形。

◆ 肥胖也是胃食道逆流的最佳候選人

胃食道逆流是指因為胃內容物進入食道或口腔（包括咽喉）或肺部所造成的症狀或併發症。要了解胃食道逆流的發生，首先，讓我們先認識腸胃消化的過程：當食物從口進入，會沿著一條管子，進到各個加工廠去處理，有些加工廠會設置前哨站，類似關卡的功能，來控制整個消化的流程。當食物進入胃部，食道與胃的銜接有個括約肌，就是防止食物逆流的關卡。假如這個關卡失靈，胃的食物乳糜會逆流而上，夾帶強酸物質會侵蝕上方的食道組織與口腔黏膜，造成食道發炎、潰瘍與牙齦組織的損傷。因此，胃食道逆流的人常有胸口灼熱、酸水倒流以及腸胃不適、牙周病等問題，若合併消化道潰瘍，患者也會有腹痛的現象。

肥胖者是胃食道逆流的好發者，這看似胃腸系統的毛病，背後的原因卻有些複雜。2016 年美國醫學會期刊指出，身體慢性發炎是形成胃食道逆流的原因之一，若經常攝取使身體過敏的食物，也會容易導致胃食道逆流的發生。另有專家認為胃食道逆流是自律神經失調所引發，加上其他因素如壓力、睡眠不佳、荷爾蒙失調、過敏、體重過重與腹部肥大也是造成的原因，一項研究指出，BMI 超重的人，罹患胃食道逆流的機率約是正常人的 2 倍。

◆ 避開地雷食物與進食規律的保胃戰

飲食與生活不正常是造成腸胃疾病的主因，同時也包括壓力過大、情緒起伏，以及藥物濫用的影響，例如長期使用阿斯匹靈類的止痛藥、類固醇、抗生素（紅黴素）、茶鹼類藥物（支氣管擴張劑），都會造成腸胃機能的下降。如果情緒壓力過大，身體會釋放糖皮質素（可體松），糖皮質素突然快速分泌會導致胃蛋白酶分泌增加，使得胃食道逆流與胃潰瘍的機率升高。

❶ 避開刺激性的地雷食物

一般針對消化疾病的地雷飲食建議包括香菸、酒、咖啡、茶，以及過熱、過冷、辛辣、油膩、油炸食物、甜食等等，食物最好以新鮮、原味為主，烹調時也力求清淡。

❷ 避開糖和咖啡因等地雷食物

胃食道逆流患者則應避免含糖、咖啡因、酒精等成分的飲品，因為酒精會讓食道蠕動嚴重變慢，而咖啡或茶的咖啡因，會刺激胃酸分泌，加重食道被胃酸灼傷的機會。另外，香菸及一些食物如甜食、高油食物、巧克力、碳酸飲料（汽水）、果汁（檸檬汁），也會讓括約肌鬆弛，增加胃食道逆流的機會。

❸ 遵守護胃的飲食撇步

對於一般性消化道問題的飲食，無論胃食道逆流或發炎等問題，都應在飲食習慣上遵照下列建議：

- 避免晚餐吃太晚及暴飲暴食。晚餐最好於睡前 4 小時完成，讓食物有充分的時間完成消化程序。
- 多吃富含纖維質的食物，尤其蔬菜的纖維能中和胃酸，減緩腸胃的不適，降低食道逆流的機會。進餐時，必須減少液態食物的攝取，包括開水、湯、茶、果汁、飲料等，最好養成空腹多喝水的習慣。現代人因為長期喝水不夠，容易造成腸胃機能的退化，應該配合這些飲食習慣，就能改善許多腸胃的問題。

❹ 睡得好，胃食道不逆流

日常生活中，也應該養成良好的睡眠習慣，通常睡眠不好，會增加食道對食物逆流的敏感度，而胃食道逆流又會使得睡眠被強迫中斷。若晚上睡覺有嚴重逆流症狀的人（例如起床喉嚨灼熱或有異物感），可將床頭墊高20公分左右，或將床頭提高，讓上半身抬高，也能幫助改善胃食道逆流的嚴重性。

長期缺水會造成腸胃不適與發炎

對於消化不良的人，進餐時最好少喝湯汁或液態食物，且養成空腹喝水的習慣。根據醫學臨床發現，胃炎、十二指腸炎、食道炎的發生與身體長期脫水有關。研究發現，腸胃是第二個「腦」，會用疼痛的方式來呈現飢餓或乾渴，如果長期忽略腸胃是因脫水而感到疼痛（不舒服），最後就會造成更嚴重的潰瘍。對於腸胃功能不佳的人，最好做到空腹多喝溫水，三餐正常吃，用餐細嚼慢嚥，少喝湯，這些生活方式都能減輕胃腸的毛病。若能配合飯後散步，幫助消化，緩解脹氣，舒緩壓力以及協助減重，更能有助於胃腸保健。

病症 4 肥胖者的腸道也容易塞車嗎？關於便秘……

「今天又不順暢了」、「最近老是覺得腹脹」……，你是否也歷經腸道卡卡，糞便像塞車一樣不通暢呢？其實，便秘是相當普遍的腸胃疾病，尤其體重超重又沒有常運動習慣的人，也容易為便秘所苦惱。你可以判斷，只要一星期排便次數少於 3 次，就有便秘問題了。一般建議排便最好每天至少 1 次，若有人 1 天多次又不定時，可能平常喝的水不夠或餐食經常有暴食或不規律的情況。

◆ 飲食與生活型態能解開「不便」之處

對多數人而言，每天能固定排便是一件舒暢的事。因為便秘不僅會影響心情，也會影響生理，當身體的廢物無法順利清除，累積的毒素會引起身體的疲倦感、皮膚暗沉、頭痛，以及增加痔瘡、大腸憩室症與大腸癌的機會。

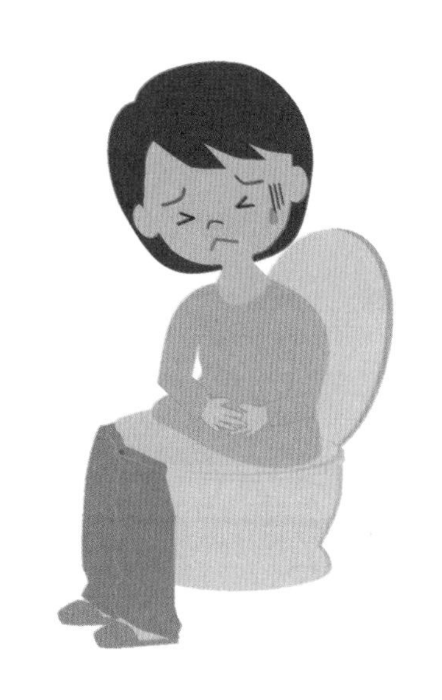

▲ 便秘會影響心情和生理，所以對大多數人來說，每天能固定排便是一件舒暢的事。

造成便秘的原因很多，除了疾病的腫瘤、阻塞、中風、帕金森氏症，有些藥物如瀉藥、降血壓藥、抗憂鬱的藥、含鋁的胃乳（胃藥）也會影響排便。此外，便秘也特別喜愛肥胖的人，兩者經常來自飲食與生活作息不當產生的問題，包括飲食的纖維量不夠、水分攝取不足、進食時間不固定、長期久坐、缺乏運動等，都是造成便秘與肥胖的原因，所以便秘和肥胖也可以說是難兄難弟了。

◆ 清空腸胃， 高纖順暢的排便妙招

如何改善便秘的習慣呢？飲食均衡和三餐定時是改善便秘的重要關鍵，特別是，腸胃保養與規律的生活息息相關。

❶ 早上第一杯溫水

在飲水方面，建議每天一早起床喝 500c.c. 以上的溫水，長期下來，就能刺激身體起床後產生的「便意」，同時享受一早輕鬆排便的快感。足夠的水能對腸胃道產生刺激、清洗與滋潤的功效，身體如果缺水，腸道的內容物就會像層層壓縮的木栓板，動彈不得，到時想要排，也會有難度。

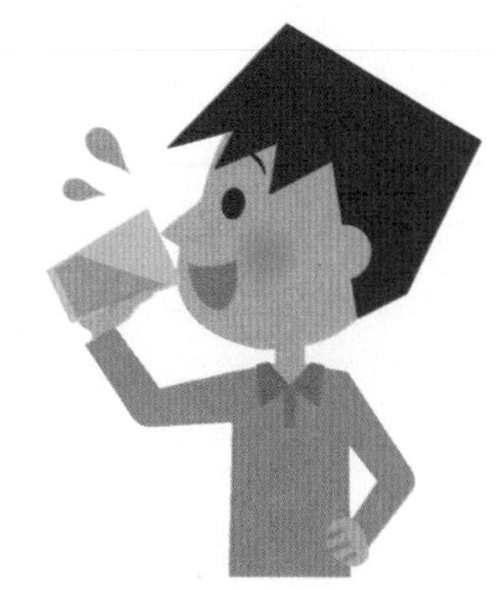

▲ 建議每天一早起床喝 500c.c. 以上的溫水，有助於排便。

❷ 每天至少 25 公克纖維質＋ 2000c.c. 以上乾淨水

因為腸道需要足夠的纖維質，而纖維質的功能就像掃帚一樣，能將腸道殘留的汙垢一併清除。甚至是提供益生菌的飼料，因為益生菌能將纖維分解為短鏈脂肪酸（如丁酸），當作腸道菌的養分與刺激腸道排便的要素。所以每天攝取大量的纖維質，加上充足的水分，不僅可以軟化糞便，也能滋潤腸道，加速腸內毒素的排除。基本上，每天攝取 25 公克以上的纖維質，就是每天至少吃一碗以上的五穀雜糧飯或糙米飯，外加 3 種蔬菜及 2 種水果（天天 5 蔬果）。至於纖維質的來源，對於刺激排便的效果較好的食物，以全穀類的糙米與根莖類的地瓜、馬鈴薯效果最佳。

❸ 多吃天然的食物，少吃加工食品

以植物性食物為主，搭配少量的動物性食物，讓每天飲食的纖維含量充足，同時提供腸道所需的營養，這樣飲食才能修復腸道黏膜，使腸胃消化功能更加完備。其次，選擇個人平日較難吃得到的蔬菜或不曾吃、不愛吃的蔬菜，都比利用吃大量水果來改善便秘的效果，會來得有效。

其實，現代人應多攝取均衡的高纖飲食，除了緩解便秘之外，還能降低體內膽固醇的濃度，減少大腸息肉、大腸憩室與大腸癌的發生，同時也能避免痔瘡的反覆發作。除此之外，搭配規律運動，也能刺激腸子蠕動正常，因強化運動也是一種幫助排便的好方法。

＊ 對腸道的 NG 食物＆ Good 食物

NG 食物	漢堡、炸雞、薯條、速食麵、肉類、海產、蛋糕、餅乾、零食、碳酸飲料、咖啡、奶茶、茶、可樂、酒精
Good 食物	全穀、麥麩、豆莢、豌豆、果乾、黑棗、蜜棗、紅棗、梅子、李子、奇異果、草莓、馬鈴薯、蘿蔔、芥藍菜、洋菜、水

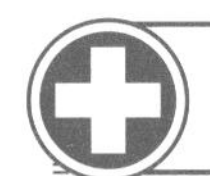

營養保健室

經常便秘的人除了遵照以上的建議外，保健品可考慮益生菌的補充，因為益生菌可以調整腸道環境，能促進腸子蠕動。另外，植物中的洋車前子（psyllium seed）與亞麻籽（flaxseed）能提供大量纖維質，也是改善便秘的天然補充品，補充時，需要喝更多的水。

病症 5　貧血與下肢靜脈曲張會助長腫脹與發胖

根據研究顯示，每 4 人之中，有 1 名女性會有貧血的問題。一般而言，血液循環不良會造成身體機能的障礙，例如貧血會影響身體攜帶氧氣的功能，而下肢靜脈曲張也會影響淋巴循環。女性只要有這兩種病症，就可能會產生身體腫脹與發胖的問題。

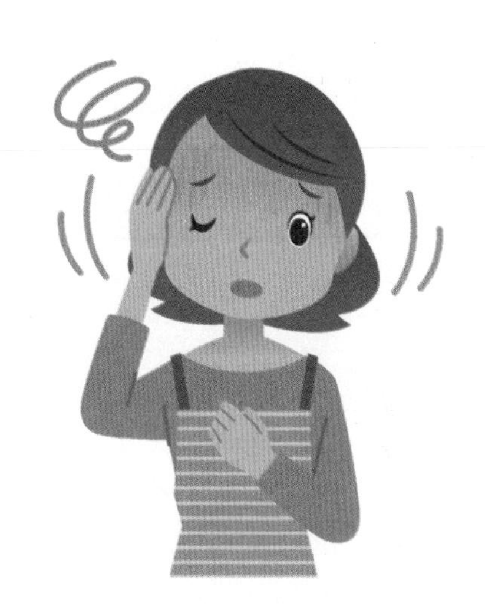

▲ 貧血會影響身體攜帶氧氣的功能，下肢靜脈曲張會影響淋巴循環，女性只要有這兩種病症，就可能導致身體腫脹與發胖。

◆ 營養缺乏是貧血的劊子手

在台灣高達 25% 女性有貧血問題，原因大多來自於月經血液大量流失，以及節食減肥所引起的缺鐵性貧血。一般而言，貧血是因紅血球的生成而影響，相對的，貧血也會影響紅血球的生成，使身體的組織缺氧，導致細胞能量供應出現障礙，患者會出現倦怠、心悸、腹脹、記憶力減退等症狀。

常見的貧血除了遺傳性的地中海型貧血之外，大多由於營養缺乏所引起，例如缺鐵性貧血，或缺葉酸貧血與缺維生素 B_{12} 的惡性貧血等。而造成惡性貧血的主因，常是胃黏膜缺乏製造內在因子（intrinsic factor）的能力，使得維生素 B_{12} 無法吸收，而導致的貧血。

＊ 各類貧血的原因與症狀

類別	缺鐵性貧血	缺維生素 B_{12} 的貧血	缺葉酸的貧血
原因	身體對鐵的吸收不良或器官組織出血如胃潰瘍、痔瘡、子宮肌瘤等所造成的貧血。	嚴格吃素或萎縮性胃炎、嚴重胃潰瘍，以及胃切除者。	飲食不善或由藥物、酒精、疾病所引起。
症狀	疲倦、臉色蒼白、心悸、記憶力減退、運動耐力差。	除了一般貧血症狀外，也會有神經症狀如手足刺痛感、感覺錯亂、肌肉協調不佳、記憶不佳。	疲倦、健忘、舌痛、舌炎、腹瀉，若單缺葉酸的貧血不會神經方面的症狀。
備註	先找出器官組織出血的源頭，及早治療，否則會加重病症。	缺乏維生素 B_{12} 的貧血也會引發缺葉酸的貧血，因為維生素 B_{12} 與葉酸共同參與細胞分裂，幫助紅血球形成。	身體缺乏維生素 B_{12} 時，也容易缺乏葉酸，因為葉酸代謝需要維生素 B_{12} 的協助，兩者相互影響，補充時，需一起補充。

◆ 肥胖者是靜脈曲張的高風險族群

除了貧血以外，靜脈曲張（varicose veins）也是現代人常見血液循環不良的病症。一般而言，靜脈曲張發生的機會，女性比男性多，常見於孕婦，其他如肥胖、體重過重、長期負重、久站以及患有此病的近親，都是靜脈曲張的高風險族群。

靜脈曲張的發生，是因為周邊靜脈循環不佳所造成。正常情況下，靜脈帶動血液流回心臟時，靜脈的小瓣膜會利用開合來引導血液通過，防止血液逆流。如果這些瓣膜被削弱或受損，血液就會倒流，積聚在靜脈內，造成靜脈曲張，使靜脈腫脹、擴大，且呈現藍或暗紫的色澤，從外觀可看到凹凸不平、膨大或扭曲的血管，這種情況會嚴重影響身體循環，造成血液循環不良。

由於靜脈曲張經常發生在腿部，尤其小腿背部或腿部內側，所以多以「下肢靜脈曲張」為名，不過身體的任何靜脈都有可能會發生靜脈曲張。

◆ 均衡食物與運動是健康的不二法門

均衡飲食與規律運動可以改善血液循環不良的問題，但如何在飲食與運動上做調整？運動建議以和緩的運動為佳，而飲食除了要均衡之外，可以參考以下幾個建議：

❶ 缺鐵性貧血者應多吃富含鐵質的食物

如牛肉、蛋黃、紅豆、紫菜、櫻桃、枸杞、紅棗、葡萄乾，最好搭配含維生素 C 的食物，如與柑橘類、番茄一起食用，因為維生素 C 可幫助鐵還原，提升鐵在小腸的吸收。另外，應避免咖啡與茶的飲品，因兩者所含的單寧酸，會降低鐵的吸收率。

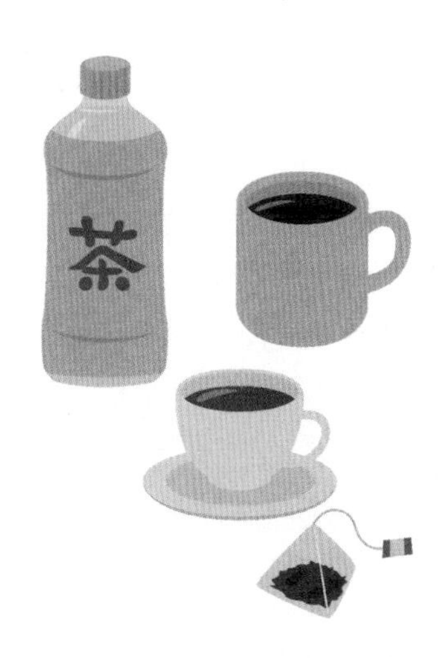

▲ 缺鐵性貧血者應該避免咖啡與茶的飲品。

❷ 惡性貧血的人應多吃富含維生素 B_{12} 與葉酸的食物

一般富含維生素 B_{12} 的食物，有肝臟、牛肉、豬肉、蛋、乳製品等；而富含葉酸的食物，有深綠色蔬菜、甘藍、蘆筍、馬鈴薯、小麥胚芽、蠶豆、扁豆，這些食材最好經常變換食用。有些偏寒性的食物，如蘿蔔、白菜、瓜類等蔬菜，不要單獨食用，可搭配其他食物（如薑、蛋或肉類）一起烹煮，也注意少吃生食或冰涼的食物。

❸ 舒緩的運動

有嚴重貧血的人，只要快速走路或爬樓梯，都會產生心悸的反應，因此緩和的運動比較適合，例如以做家事、拖地、遛狗或走路、散步來替代激烈的運動。只要長期持續不間斷，就可以讓血液循環獲得改善，也能減緩身體的疲累感與改善腿部腫脹的問題。

❹ 規律運動與泡腳

至於下肢靜脈曲張的改善方法，配合規律運動能有效活絡雙腿的循環，改善血液回流的狀態。另外，睡前用熱水泡腳 10 ～ 20 分鐘，也有助於強化雙腳的血液循環，減輕腿部的痠痛感。

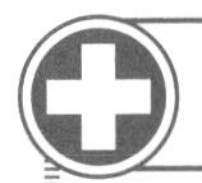

營養保健室

改善個人貧血的問題，首先應留意造成貧血的原因與相關營養的補充，對於缺鐵性貧血，除了補充食物的鐵之外，鐵劑也是另一種方式。鐵劑的成分分為二價鐵與三價鐵。二價鐵的吸收較好，例如硫酸亞鐵、葡萄糖酸亞鐵。至於改善惡性貧血與神經炎的問題，則需加強維生素 B_{12} 與葉酸的補充。

2 身體代謝失調的 5 大病症

病症 1　高脂血症（過高的三酸甘油酯）容易肚子餓？

很多人不知道何謂高血脂，高血脂就是血中的三酸甘油酯太多。而且很多年輕人以為跟自己沒關係，事實上已經有年輕化的趨勢，台灣 18 歲以上的民眾，高脂血症的盛行率為 20.4%，大約五人之中，就有一人有高脂血症。而且有越來越多 20 ～ 49 歲的年輕人與中年人，有三酸甘油酯過高的問題，這與肥胖的盛行與糖尿病比例增加有關。

高脂血症是指血液中的三酸甘油酯或膽固醇過高，若血中三酸甘油酯超過正常值 150mg/dL（毫克 /100 毫升）就是高脂血症，一旦濃度超過 800 ～ 1000mg/dL（毫克 /100 毫升）以上，也可能併發急性胰臟炎的危險。

◆ 身體代謝和飲食不良易使三酸甘油酯升高

三酸甘油酯的濃度可做為身體代謝的指標，研究指出，高濃度的三酸甘油酯會阻斷瘦體素訊息的傳遞，容易產生肚子餓的感覺，讓人吃多而變胖。加上肥胖者會合併胰島素阻抗與脂肪代謝不佳，加速肌肉、血液及肝臟的脂肪堆積，造成高血脂的肥胖者有明顯體脂肪偏高與脂肪肝的多重問題。

通常三酸甘油酯過高的情況，可能有以下飯後短暫性的升高、持續性的三酸甘油酯過高：

- **飯後短暫性的三酸甘油酯升高：**在飲食太油、太甜，喝酒過多或吃太多、暴飲暴食之後，會使血液的三酸甘油酯濃度短暫變高，之後，2、3 天又會恢復正常。

- **持續性的三酸甘油酯過高：**像這一類型的人，血液的三酸甘油酯大多來自身體自行合成，並非直接從食物而來，因此，三酸甘油酯通常不容易下降，必須從改善體重與調整胰島素阻抗做起。若不加以改善，會導致糖尿病、高血壓與心血管疾病的問題。

血液的三酸甘油酯偏高主要源自身體代謝與飲食不良所造成。一般而言，食物的三酸甘油酯經消化吸收後進入血液，由酵素分解成脂肪酸，做為能量供給或脂肪型式儲存，另一部分會合成脂蛋白。但是，三酸甘油酯偏高的人會因胰島素阻抗，而使脂肪細胞持續分解，產生大量游離的脂肪酸，若沒有被利用消耗，就會使血液的三酸甘油酯及低密度脂蛋白濃度持續升高。

因此，建議三酸甘油酯過高的人應該積極改變飲食與改善體重，否則一旦發生心血管疾病或糖尿病，身體就難以恢復了。

◆ 調降三酸甘油酯的飲食攻略就是控醣

美國心臟學會（AHA）指出，攝取過多醣類是引發三酸甘油酯偏高的主因，其中以含糖與酒精的飲料、食品影響三酸甘油酯的濃度最大，因此，調降三酸甘油酯的飲食攻略是「控醣」。

❶ 美國心臟學會針對三酸甘油酯超標者提出 3 大建議

分別從熱量分配、油脂分配，以及加工與天然食物對果糖攝取的限制提出建議，以下原則能協助患者初步控管飲食的糖分與脂肪。

＊三酸甘油酯超標者的 3 大建議

項目	建議
熱量分配	每天添加的糖不要超過 5 ～ 10%的熱量（女性約 100 大卡；男性約 150 大卡）。
油脂分配	飽和脂肪不超過 7%、反式脂肪不超過 1%的總熱量。
加工與天然食物對果糖的攝取	每天不宜超過 50 ～ 100 公克，最好一週內不要喝超過 3 瓶含糖飲料，水果 1 天也不要超過 3 份。

❷ 日常飲食應該怎麼吃，才能改善過高的三酸甘油酯？

- 每餐的飲食必須均衡，餐食需要搭配適量蛋白質與足夠的蔬菜量，同時主食的醣類來源，必要是複合性的多醣類食物。儘量選擇高纖維的全穀雜糧或糙米，配合優質蛋白質。參照下表，只要長期執行這種飲食的型態，就能有效改善三酸甘油酯的濃度。

- 留意「應該管制」的食物，例如精製澱粉食品的稀飯、麵食、麵包、餅乾、蛋糕少碰。另外，要避免喝酒，因為喝酒或酗酒會使三酸甘油酯濃度提升，而且酒精會抑制脂肪酸的氧化，增加胰島素阻抗，產生的熱量會囤積更多的脂肪，造成更嚴重的發胖與增加中風的危險。其他食物請再參照下表。

＊ 降低和提高三酸甘油酯的食物

改善三酸甘油酯的綠燈食物	提高三酸甘油酯的紅燈食物
❶ 選擇優質蛋白質如雞蛋、豆腐、瘦肉與魚類，其中多選擇富含 omega-3 的魚類，如鮭魚、鯡魚、鱒魚、鮪魚等。 ❷ 同時每一餐應搭配 2～3 種不同顏色的蔬菜。	❶ 含果糖的水果、果汁、蔬果汁與蜂蜜，而堅果零食也要儘量避免。 ❷ 少吃碎肉食品，如水餃、餛飩、包子、貢丸、獅子頭、香腸等。 ❸ 各種塗抹醬料的奶油、花生醬、美乃滋、沙拉醬，以及調味醬料如沙茶醬、甜麵醬、辣油、油蔥酥與肉燥食品，都要加以把關。

❸ 體重過重且三酸甘油酯大於 200mg/dL（毫克 /100 毫升）的人

飯後應搭配規律的運動，每週至少快走 150 分鐘，至少 3 天以上，可減少約 20～30%的三酸甘油酯形成，同時也能改善胰島素阻抗。只要執行減重與長期體重管理，也能有效降低三酸甘油酯，可以參考 P.127 CHAPTER 3 首席營養師的完整減重計畫來減重。

病症 2　高膽固醇（高脂血症）每天可以吃 1 顆蛋嗎？

大多數人一聽到膽固醇就覺得是傷害健康的惡棍。但你知道嗎？膽固醇過高會傷害血管，但太低也會影響細胞健康呢！

我們的身體其實需要膽固醇，它是細胞膜的主要成分，也是製造副腎皮質荷爾蒙、性荷爾蒙與膽汁的原料。膽固醇能保護紅血球不被破壞，增長紅血球壽命，預防貧血，而皮膚也會利用膽固醇經由陽光紫外線照射，轉化成維生素 D，協助身體機能的運作。

只不過，當膽固醇過多也會影響身體的健康。當血液的膽固醇過高就是高脂血症，一般的血脂肪主要包括膽固醇及三酸甘油酯，兩者之中，若有一至兩種的濃度偏高，就稱為高脂血症。假如總膽固醇超過正常值 200mg/dL（毫克 /100 毫升）以上，就是高脂血症，目前也將高密度脂蛋白膽固醇（HDL）過低（正常值：男性＞ 40mg/dL，女性＞ 50mg/dL）列為高脂血症的評估項目之一。

◆ 不良的生活飲食習慣才是高膽固醇的元凶

造成膽固醇高的原因很多，除了遺傳、年齡之外，疾病（如甲狀腺功能異常）或藥物（如類固醇），以及生活飲食習慣，都是影響膽固醇的因素。由於膽固醇過高會引起許多疾病，如動脈硬化、狹心症、心肌梗塞、中風、糖尿病、高血壓、中樞性眩暈，因此需要適當控制血中的膽固醇，才能改善身體的健康。

膽固醇對健康的影響與膽固醇的型態有關，由於在膽固醇代謝過程中，會依照成分比例，產生不同型態的膽固醇，而這些含膽固醇的脂蛋白型態就與血管硬化有關。因此，健康檢查除了檢測血液總膽固醇之外，也需要監測其他脂蛋白的型態，才能協助預測各種疾病發生的風險。其實膽固醇也有分好的膽固醇和壞的膽固醇喔！參考下表的大致說明：

＊ 認識好、壞的膽固醇

	壞的膽固醇	好的膽固醇
中文名稱	低密度脂蛋白膽固醇	高密度脂蛋白膽固醇
英文名稱	Low Density Lipoprotein-cholesterol	High Density Lipoprotein-cholesterol
簡寫	LDL	HDL
影響	由於壞膽固醇 LDL 會被氧化而堆積在血管裡，容易使血管硬化，所以壞膽固醇 LDL 越少越好。	好膽固醇 HDL 能把多餘的壞膽固醇 LDL 帶回肝臟處理，對於血管有正面的影響，也能幫助血液攜帶更多氧氣，所以身體的 HDL 含量愈多愈好。

◆ 這是真的 ！ 每天 1 顆蛋不會增加心臟病或中風的風險

身體的膽固醇會自行合成，每天約合成大約 1 公克，大部分由肝臟（50%）與小腸（15%）合成，少部分則由皮膚或其他組織合成。一般而言，從食物攝取的膽固醇對血液膽固醇的升降影響不會太大，就像以前被人認為「蛋黃會增加血中膽固醇」的說法，目前已由美國心臟學會提出的新證據：「每天 1 顆蛋不會增加罹患心臟病或中風的風險」加以推翻。以前因為

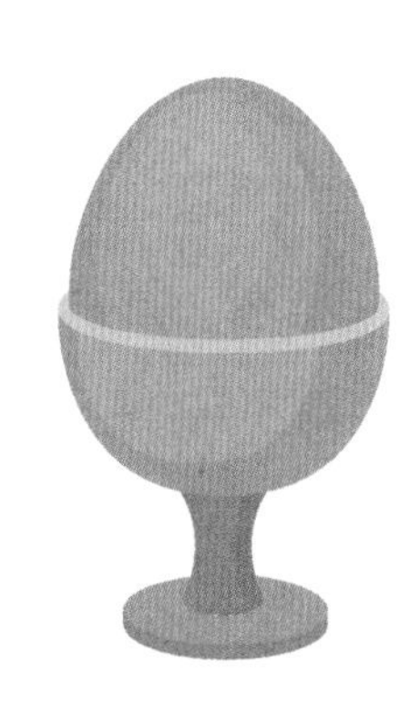

▲ 每天 1 顆蛋，不會增加心臟病或中風的風險。

必須限制食物的膽固醇而限制蛋黃的攝取，這反而不利於身體，因為蛋不僅含的胺基酸比率完整，也是多種維生素與礦物質的寶庫，尤其蛋黃的卵磷脂是代謝膽固醇不可或缺的元素。

◆ 調控身體的膽固醇的方法

❶ 個人飲食習慣是關鍵

飲食習慣比攝取更重要。也就是說，個人的飲食習慣比攝取食物的膽固醇，更會左右血液的膽固醇含量，特別是不良的飲食習慣，例如三餐不規律、進食不定時、早餐不吃、晚餐吃太晚或吃過多、隨意吃零食，甚至飲食單調沒變化等等，都會提高血液的膽固醇。

❷ 選擇優質油品和高纖飲食

至於油品的選購，最好選擇優質的橄欖油、芥花籽油、苦茶油，減少含飽和脂肪較多的油脂，如動物油、奶油、棕櫚油、椰子油，且禁止反式脂肪（氫化油）的食品。另外，增加飲食的纖維質能降低膽固醇含量，多吃蔬菜、雜糧穀物、燕麥與大豆、綠豆等高纖植物性食物，利用纖維成分吸附腸道的膽鹽，促進肝臟膽固醇的代謝，增加膽汁的合成率，以降低身體膽固醇的含量。

❸ 運動、提早進食

有效降低 LDL 與提升 HDL 的關鍵，在於「運動、提早進食」，因為晚吃與沒運動習慣的人，會使好膽固含量減少，因此養成良好的飲食生活習慣，能有效調整身體好膽固醇與壞膽固醇，確保心臟與血管的健康。

揭開 3 個引起膽固醇升高的 NG 習慣

NG1. 抽菸：每天 1 根菸，不但不會快樂似神仙，還會使體內好的膽固醇減少，應盡早戒菸。

NG2. 太晚進食：研究已證實，肝臟細胞的 HMG-CoA 還原酶在夜間活性會增強，使得膽固醇合成增加，如果經常太晚進食（超過 7 點以後），更會增加膽固醇與壞膽固醇（LDL）含量。若將晚餐提早，就能有效控制身體膽固醇的含量。

NG3. 飽和脂肪和反式脂肪攝取太多：含飽和脂肪較多的，像是紅肉、碎肉製品、培根、火腿、熱狗、起士，而含反式脂肪較多的，則是薯條、披薩、蛋糕、餅乾、奶茶等加工食品。

病症 3　過多脂肪會阻礙胰島素讓血糖失控？

近年來，糖尿病患增加的速度超乎醫療控制。根據統計，國人 18 歲以上，每 10 人就有 1 人有糖尿病；而 65 歲以上，每 4 人也有 1 人，推估全台約有 227 萬的糖尿病患，每年也會新增 25000 的個案。

糖尿病患者如果沒有好好控制血糖，會引發各種的併發症，包括急性的低血糖或高血糖，以及長期所造成的眼睛、腎臟、神經、心血管等器官病變的慢性疾病。除此之外，糖尿病患者隨時會因血糖控制不佳而影響免疫力，增加感染的機會，也大大提升罹癌的機率。

◆ 脂肪是誘發成人糖尿病的最大惡霸

大多數第二型糖尿病人都有肥胖的傾向，因肥胖蓄積過多的脂肪，而導致胰島素阻抗，使得胰島素的敏感性下降，促使胰臟分泌更多的胰島素（即高胰島素血症）。一旦體內過多的胰島素刺激失序的細胞時，可能會產生不當的分裂與增生，進而誘發癌變的產生。若加上脂肪組織所分泌的發炎物質，更可能加速癌症的形成與惡化。

的確糖尿病人會增加罹癌的機率，研究指出，糖化血色素每增加 1%，其罹癌的風險就增加 18%，因此糖尿病人應該好好管控下列數值：

＊ 糖尿病管控的 3 大指標

項目	管控的數值
空腹血糖	70 ～ 130mg/dL（毫克 /100 毫升）
餐後血糖	＜ 180 mg/dL（毫克 /100 毫升）
糖化血色素	＜ 7%

◆ 糖尿病人所需的基本營養與一般人沒什麼不同

控制血糖、血脂、血壓是糖尿病人最基本的功課。對糖尿病人而言，控制血糖的飲食有兩大重點，一是遵守均衡飲食的一般建議，第二是配合糖尿病人的個別建議。

第一個重點的「一般建議」，就是「均衡攝取六大類食物」。每天應攝取包含全穀雜糧類、蔬菜類、水果類、豆魚蛋肉類、乳品類及油脂與堅果種子類的食物，因為糖尿病人所需的基本營養與一般人一樣，因此每天需從六大類食物均衡攝取。

❶ 糖尿病人也要吃澱粉

由於糖尿病飲食是一種以均衡為基礎的飲食，藉由調整正常的熱量、蛋白質、脂肪及醣類的攝取量，以達到控制血糖的目的。有些糖尿病人以為血糖高是因為吃澱粉食物所造成的，其實這觀念是錯誤的，同時也很危險！因為飲食如果沒有澱粉類的食物，容易攝取過量蛋白質或油脂食物，而過多的蛋白質會產生大量含氮廢物，反而增加肝、腎的負擔，另外攝取過多的脂肪，也會造成胰島素的作用下降，進而影響血糖的調控，且增加各種併發症的發生。

❷ 選對優質的主食

糖尿病人應多攝取富含高纖又有能量的食物，除了各種蔬菜與豆類之外，全穀雜糧類的食物對糖尿病人最友善，像糙米飯、五穀飯或實質添加全麥的麵食製品，如全麥麵條、麵包或饅頭，不僅能提供飽足感，也能有效控制血糖、血脂與血壓。只要不吃精製的加工食物，不但不會使血糖紊亂，還能讓身體的血糖穩定，又能建立好的體能狀態。

❸ 定時定量是餐食首要原則

除了代表飲食營養需均衡攝取之外，餐食的規劃也要「定時定量」，就是固定時間進餐，三餐進食的分量要平均，這樣才能讓代表長期（3 個月）血糖值的糖化血色素（HbA_1C）控制得更好。

第二，針對糖尿病人的個別狀況來調整飲食狀況，因為糖尿病人必須配合醫師及專業團隊的治療方式，包括吃藥或打胰島素，以及用藥的時間與劑量，每個患者都不同，在此種狀況之下，病患更應留意自己用餐的時間與餐食的醣攝取量，來配合個人的規劃飲食。

對於已接受藥物治療的病患，建議正常攝取三餐，餐食不要延後。除了正餐之外，最好不要亂吃零食或點心，除非在個人設定的飲食規劃之內。除此之外，糖尿病人要少碰下列食品，包括任何甜食或加糖食物，如奶茶、蛋糕、餅乾、蛋捲、蜜餞、蜂蜜、汽水、果汁等，且最好避開酒類，這些都是糖尿病人的危險食物，應該嚴加防範。

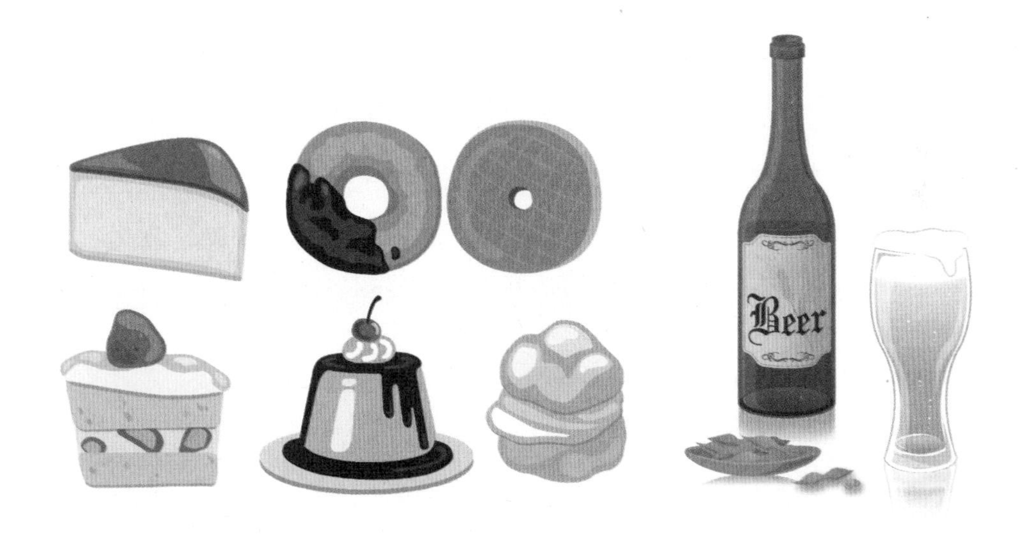

▲ 糖尿病人要少碰任何甜食或加糖食物，如奶茶、蛋糕、餅乾、蛋捲、蜜餞、蜂蜜、汽水、果汁等，而且最好避開酒類。

病症 4　BMI（身體質量指數）可以高度預測高血壓風險？

最新資料顯示，20 年後全世界將有超過 15 億的高血壓人口，如果預測準確的話，高血壓人數將比 2000 年增加 60%，此時台灣 20 歲以上成年人，高血壓比率高達 25.6%，較 10 年前暴增 3 倍，這些數據驗證了心血管疾病一直是人類最大的致命威脅。

高血壓是一個棘手的疾病，產生的症狀大多不明顯，發生的原因也難以確定，但對於身體的影響之大，讓人真的難以招架。當血壓測量在 130/80mmHg （收縮壓 130 毫米汞柱、舒張壓 80 毫米汞柱）以上，就算是高血壓了。這個「無聲無息的殺手」所衍生出來的慢性病——急慢性腎臟病，就是花掉健保醫療費用最多錢的禍首。高血壓之所以可怕，就在於它的各種併發症，它會產生心臟、動脈、腦部、眼部、腎臟以及周邊血管等病變，影響之廣，真讓人難以防範，其中以心室肥大、心臟衰竭、心肌梗塞是最大的致死原因，而動脈硬化、腦栓塞、眼動脈狹窄、腎衰竭等，更是造成身體機能嚴重退化的主因。

◆ 肥胖使人罹患高血壓的機率提升 33%

高血壓的發生與現代人的生活型態息息相關，除了遺傳與家族史之外，生活作息不穩定、飲食不正常以及睡眠品質不佳，都是誘發的原因。研究顯示，晚上睡不到 5 小時和失眠的人，罹患高血壓風險比睡眠超過 6 小時，且沒有失眠或睡眠不良的人高出 5 倍。除此之外，每晚睡眠時間越少，血中的三酸甘油酯與 BMI（身體質量指數）也會提升，因此充足的睡眠有助於調整血壓、血脂與肥胖，而最好的理想狀況，就是要睡足 6 ～ 8 小時，即不中斷的睡 6 小時以上。

身體血壓的起伏，除了與睡眠品質有關之外，現代人的工作壓力也是誘因。日本富山醫藥大學發表在《英國醫學期刊》的研究指出，每天工作超過 11 小時的人，罹患心臟病的危險是工作 7 ～ 9 小時者的 2.44 倍，且工時愈長，危險性就愈高，因為壓力會使腎上腺素上升，造成血管收縮，血壓上升，間接促使高血壓患者發生腦中風或心肌梗塞的機會。

肥胖也是另一個危險因子，BMI（身體質量指數）是一個高度預測高血壓風險的因子。根據統計，肥胖使美國人罹患高血壓的機率提升 33%。專家預測若將 BMI 控制在 25 以下，就能預防 40% 高血壓的新案例產生。一般而言，正常情況下，若體重額外多出 10 公斤時，每次心跳就必須承受多送出 20 公里血液的壓力，肥胖者只要減輕 5 公斤以上或原先體重的 5%（參考 P.127 CHAPTER 3 首席營養師的完整減重計畫），就能降 5 ～ 10 毫米汞柱的血壓，因此體重控制在高血壓的防治上，被列為首要的工作項目。

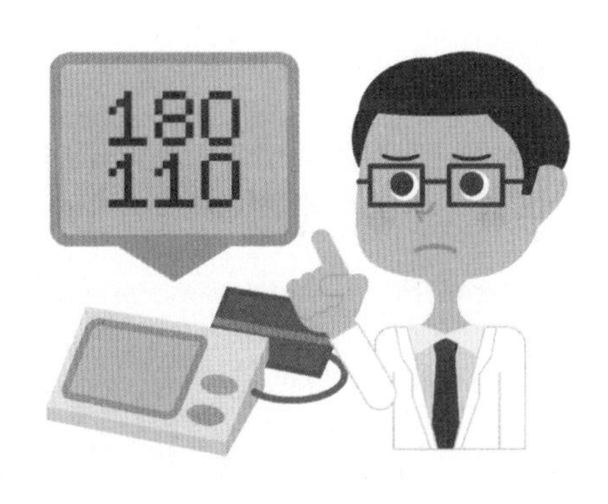

▲ 肥胖使人罹患高血壓的機率提升 33%。

◆ 得舒飲食（DASH）是降血壓的關鍵

飲食型態對調降血壓是一大關鍵，現代人的飲食應注意「加壓」的來源，例如食物口味偏重（糖、鹽過多）、不愛喝水、過度喝咖啡或茶、奶茶，以及抽菸、喝酒、缺乏運動，都與高血壓有密切關聯，因此要防範高血壓的蔓延，對現代人而言，真是一件艱鉅的工程。

不過，近年來，高血壓在飲食的治療上，有不錯的進展。1997年，美國國家衛生研究院設計一套「得舒飲食」，做為改善與預防高血壓的飲食指南，成效廣受好評。得舒飲食又稱 DASH（Dietary Approaches to Stop Hypertension），原意是終止高血壓的飲食，研究證實，得舒飲食能降低血壓與血脂。改善心血管疾病，協助體重控制，維持骨質健康，以及降低腎結石的風險。

◆ 什麼是「得舒飲食」呢？

它是一種富含蔬菜、水果、全穀雜糧、堅果、種子與奶類的均衡飲食，藉由飲食內容提升鈣、鎂、鉀等礦物質與大量纖維含量，加上不飽和脂肪與多種營養素的組合搭配，能有效改善身體整體的健康。

■ 得舒飲食的特色有 6 大要點：

❶ 蔬菜、水果、豆類、堅果的攝取量增多。

❷ 增加全穀雜糧的食用量。

❸ 提升奶用量以及選擇脫脂或低脂奶品。

❹ 以富含蛋白質的豆製品、魚或家禽等瘦肉來取代紅肉。

❺ 適量攝取堅果與種子類食物。

❻ 烹調選用優質的油（如橄欖油）。

＊ 得舒飲食的食物選擇、分量、吃法與建議

食物類別	建議分量	搭配技巧	注意事項
(1) 五穀雜糧類	每天 7 ～ 8 份至少 2/3 的全穀類。（1.5～2 碗）	❶ 每天至少兩餐選用未精製的全穀類，如糙米飯、五穀飯。每餐七分滿至 1 碗。 ❷ 利用豆類和全穀類，或者根莖類食物搭配食用，如紅豆紫米粥、綠豆薏仁湯、黃豆糙米飯、地瓜稀飯等。	避免精製穀物的食品。 1 碗飯＝ 4 份
(2) 奶類	每天 2 ～ 3 杯	❶ 單獨飲用，以低脂或是脫脂奶類為優先。 ❷ 混合沖泡，將奶類加入燕麥或是麥片。 ❸ 加入烹煮，乳酪放入蔬菜中（如焗白菜）；奶類加進水果（如木瓜牛奶）；奶類混入湯裡（如玉米濃湯）。	乳糖不耐的人建議選用低乳糖奶品。 1 杯＝ 240c.c..
(3) 蔬菜類	每餐 4 ～ 5 樣	❶ 選擇不同顏色與口感的蔬菜，製作沙拉、涼拌或煮湯。 ❷ 蔬菜與水果打成蔬果汁。 ❸ 菜拌進飯或加肉拌炒。	每餐至少吃 1.5 碗的量。
(4) 水果類	每天 4 ～ 5 份	選擇新鮮水果、100%原汁、未加糖的果乾等。	避免加糖果乾或蜜餞。 1 份水果約 100 ～ 150 公克。
(5) 豆魚蛋肉類	每天 4 ～ 5 份	❶ 使用植物的來源，如豆製品取代紅肉。 ❷ 家畜選用瘦肉，去皮及表面油脂。 ❸ 魚以外的海產、魚卵與內臟等高膽固醇食物少食。	避免紅肉與動物內臟。 1 份魚或肉約 40 公克 1 份蛋＝ 1 顆蛋 1 份豆製品約 100 公克

（表格未結束， 下一頁還有！）

食物類別	建議分量	搭配技巧	注意事項
(6) 堅果與 種子類	每天 1 湯匙 (大匙)	❶ 堅果搭配正餐吃。 ❷ 拌入沙拉或蔬菜烹調。 ❸ 加入穀物、麥片、果乾或優格。 ❹ 搭配穀物、豆類、奶類打成濃湯。	搭配正餐食用，不可當零食，避免加鹽、油、糖的產品。
(7) 油脂類	每天 1～2 湯匙	❶ 選用優質油品。 ❷ 少用動物油（奶油、豬油）。 ❸ 少吃油炸食物。 ❹ 以少油的涮、燙、涼拌、清蒸為主。	1 湯匙（大匙）油約 15 公克。

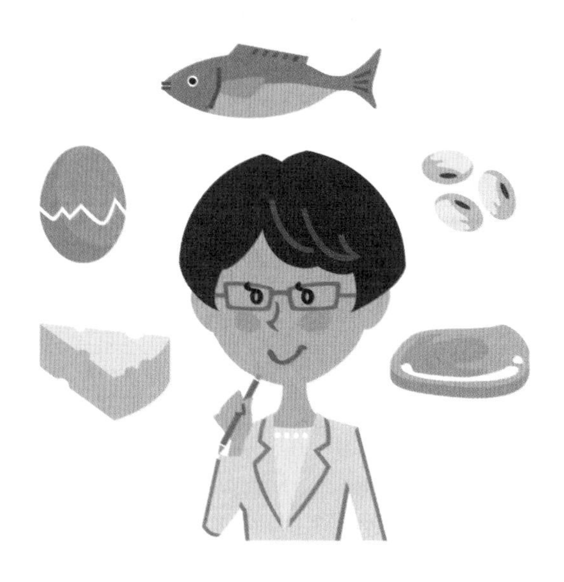

▲ 以富含蛋白質的豆製品、魚或家禽等瘦肉來取代紅肉，是得舒飲食中的一個要點。

高血壓患者應避免的地雷食物

❶ **多留意飲食中的鹽、糖、油：**高血壓患者在食物的調理上，多利用「少鹽」的原味烹調，因為攝取過多的鹽分（鈉），會促使血壓升高，尤其經常外食的人，更要留意高鹽食物與烹調的口味，可請餐廳少放鹽或其他調味品（如胡椒鹽或番茄醬），而且避免加工食品及油炸、煎的高油脂餐點。

❷ **避免含糖飲料：**從《高血壓期刊》的研究顯示，受試者每多喝 1 瓶含糖飲料，平均收縮壓會升高 1.7mmHg（毫米汞柱），而舒張壓也會增加 0.8mmHg，一旦收縮壓超過 135 mmHg，並且舒張壓高於 85 mmHg，就會有高血壓產生的各種風險。

❸ **嚴禁含咖啡因飲料：**含咖啡飲料被列為是高血壓患者的禁用品。研究指出，高血壓患者攝取咖啡因飲品，會造成短暫劇烈血壓的上升，尤其體重過重或 70 歲以上的人，更容易出現明顯的血壓升高，況且咖啡會打亂生理時鐘的調控，造成血壓不穩定。

在一項 49 天的睡眠實驗，研究分析受試者唾液中的褪黑激素，結果發現，受試者在睡前 3 小時，攝取相當於 1 杯雙份濃縮咖啡（double espresso）的咖啡因含量，造成褪黑激素延後 40 分鐘提升。由於咖啡因會造成身體脫水，使血管緊縮，也會妨礙腦部褪黑激素的調控，影響睡眠的狀態，這些都會加重高血壓的病情，因此高血壓患者應該避免咖啡因的攝取，多喝水才是改善高血壓的好方法。

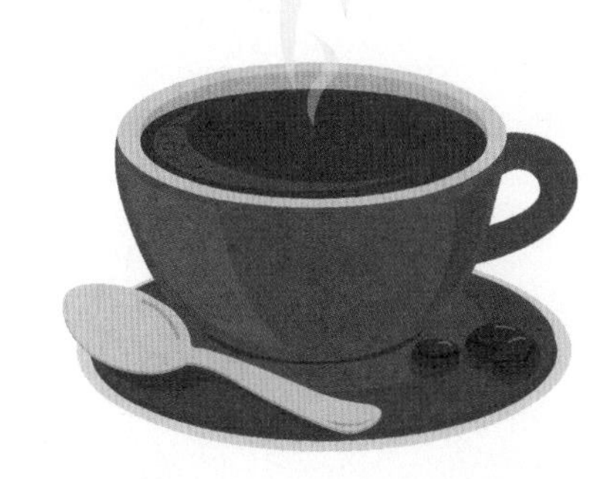

▲ 高血壓患者攝取咖啡因飲品，會造成短暫劇烈血壓的上升，而且會打亂生理時鐘的調控，造成血壓不穩定。

病症 5 動脈硬化是引發心血管疾病的前奏

我國 65 歲以上的老人疾病以高血壓位居第一，心臟病名列第三，這與心血管相關的疾病，正是造成國人身體失能和死亡的主因。近年來，罹病族群也有年輕化的趨勢，尤其動脈硬化對年輕人的健康已經提早造成了威脅。

人體的心臟運作必須仰賴心臟表層的三條冠狀動脈來供應氧氣與營養，一旦動脈產生阻塞或粥狀硬化，就會造成心肌缺氧與壞死，進而引發心肌梗塞、心臟衰竭與腦中風等致命的疾病。不過，有許多人對動脈硬化的警覺性不高，因為大多沒有自覺的症狀，有時產生的疲倦感、肩膀僵硬、眼睛疲勞、感到寒冷或喘不過氣等，也會經常讓人不以為意，因此應該做好定期的身體健康檢查。一般檢視動脈硬化程度的指標有兩種：

❶ABI（ankle brachial index- 上下肢血壓比）

ABI 透過測量腳踝與上臂血壓的比值，顯示血管的阻塞程度。

❷PWV（pulse wave velocity- 脈波傳導速度）

PWV 則利用上下肢脈搏到達的時間差，測量動脈波的進行速度，顯示血管硬度；通常以 1200 的脈波傳導速度為基準值，PWV 值越大，代表動脈硬化程度越嚴重，罹患心血管疾病的風險也越高！不過，動脈硬化現象可以逆轉。

◆ 動脈硬化與同半胱胺酸代謝異常有關

動脈硬化的發生會隨著年齡及血脂堆積血管壁的斑塊，使動脈硬度增高。研究指出，血管內膜的厚度每增加 0.1mm（毫米），心血管疾病的發生率就會提升 15%。年齡是造成動脈硬化不可改變的因素，大約在 50 歲時風險就會增加，而抽菸、肥胖、糖尿病、高血壓、血脂異常與同半胱胺酸（homocysteine）過高，也都是引起動脈硬化的危險因子。例如香菸的尼古丁會引起荷爾蒙不平衡，包括男、女性荷爾蒙、腎上腺皮質醇及胰島素阻抗，這會影響血管的脂肪堆積；血脂異常方面，當低密度脂蛋白膽固醇（LDL）濃度過高，會促使巨噬細胞吞噬 LDL，形成泡沫細胞，造成血管內皮細胞功能失常以及血管壁的斑塊聚積，加速血管變硬、狹窄，甚至阻塞，進而引發動脈硬化。

動脈硬化的發生常與同半胱胺酸代謝異常有關，由於同半胱胺酸是甲硫胺酸代謝的中間產物，濃度應愈低愈好，若同半胱胺酸的濃度過高時，會損傷血管的內皮細胞，使平滑肌細胞增生與血小板凝集，加速血管栓塞及硬化。以下 3 點必須留意：

❶ 同半胱胺酸濃度愈高，罹患心血管疾病的機率升高

研究發現，同半胱胺酸濃度每上升 5umol/L（微莫耳 / 公升），血管栓塞的機率就會增加 50%，如果高於 15umol/L（微莫耳 / 公升），心血管疾病的風險也會隨之升高，相對的，同半胱胺酸過高的男性發生心肌梗塞機率是低者的 3 倍。

❷ 缺乏維生素 B_{12}、B_6 及葉酸

造成同半胱胺酸代謝不良的原因，主要是身體缺乏維生素 B_6、B_{12} 或葉酸，只要缺乏任何一種，都會造成同半胱胺酸代謝不良。

❸ 飲食不均衡

參考上方 ❷，這些營養素的缺乏主要來自飲食不均衡，例如高醣飲食（經常吃麵食或水果、飲料）或腸道健康不佳，以及不良的生活習慣如熬夜、抽菸、酗酒、過量飲用咖啡或茶，或者肥胖、運動不足、壓力過大等，都會使同半胱胺酸的濃度升高，因此，最好將同半胱胺酸濃度控制在理想值的 10umol/L（微莫耳 / 公升）以下，以利於降低動脈硬化、心肌梗塞與腦中風的風險。

◆ 優質的早餐有助於降低動脈硬化的機率

動脈硬化的發生與飲食失衡及運動不足有密切關係，尤其肥胖、高血脂、高血壓、糖尿病、抽菸、酗酒、壓力，這都是因為飲食與生活型態失衡，而使動脈硬化加速惡化。

如何從飲食與生活型態來改善動脈硬化？基本上，就是不抽菸、不過度飲酒，吃優質早餐，不吃任何零食，配合規律的運動，維持合理體重與足夠的睡眠，以上這些建議都很重要。但是，對某些人而言，卻像是天方夜譚，難以完全執行，不過，仍有些建議的目標，可依個人的需要依先後次序，逐次去執行。

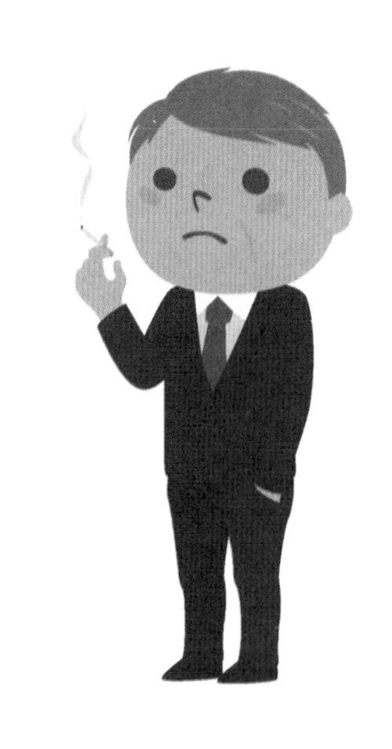

▲ 肥胖、高血脂、高血壓、糖尿病、抽菸、酗酒、壓力等，都與動脈硬化有關。

我個人建議可從以下 2 個較容易執行的目標著手：

❶ 吃優質早餐預防心血管疾病是最佳王道

吃優質的早餐並不是一件難執行的事情，因此可從吃優質早餐與補充維生素 B 群做起。近期曾發表在美國心臟病醫學雜誌關於早餐與心血管疾病的研究，指出不吃早餐或只喝咖啡、果汁的人比吃豐盛早餐的人，增加 1.5 ～ 2.5 倍動脈粥狀硬化的機率。由此得知，早餐吃得豐盛且食物熱量高一點，對心臟血管的健康較為有利。另一研究也提醒，早餐能啟動循環時鐘基因的表現，這基因能控制血糖代謝的晝夜節律，以及調控體重、血壓與內皮細胞功能，協助改善動脈粥狀硬化與糖尿病，可見優質早餐能協助身體達到全面的健康。

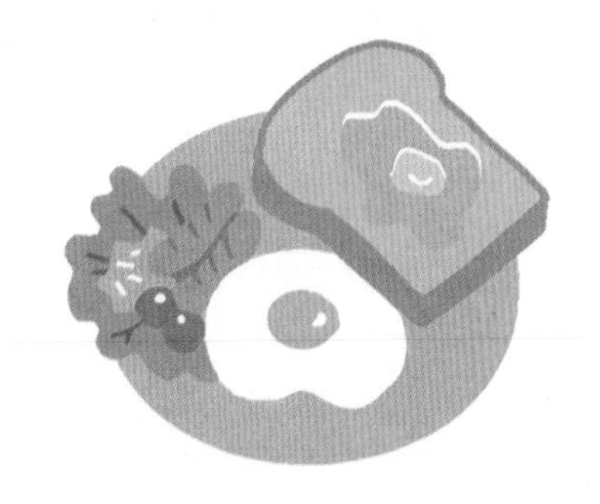

▲ 豐盛的早餐並且食物熱量稍微高一點，對心臟血管的健康有利。

❷ 強化飲食均衡與多樣性：

若合併有同半胱胺酸濃度過高的人，應該加強飲食均衡與多變性，早餐不能一成不變，只吃水果或偏愛精製主食如麵包、麵食、蘿蔔糕、饅頭、蛋餅等等，很容易缺乏維生素 B 群。建議同半胱胺酸濃度偏高者，應多攝取富含葉酸、維生素 B_6 與維生素 B_{12} 的食物，同時也可考慮維生素 B 群的補充，尤其食物的選擇，應經常變換種類，均衡攝取，才能協助同半胱胺酸的代謝，降低動脈硬化的風險。為了預防動脈硬化，平時應多攝取富含葉酸、維生素 B_6 與維生素 B_{12} 的食物。

＊ 富含葉酸、維生素 B_6 與維生素 B_{12} 的食物

營養素	食物來源
葉酸	深綠色蔬菜、牛肉、小麥胚芽、蠶豆、扁豆、蘆筍、甘藍、馬鈴薯
維生素 B_6	雞肉、鮭魚、鮪魚、白肉魚、大豆、花生、番茄、橘子、香蕉、小麥胚芽、糙米、燕麥
維生素 B_{12}	雞肉、牛肉、豬肉、魚、牡蠣、文蛤、蛋、牛奶、乳酪

3 機械性傷害的 4 大病症

病症 1　肥胖者容易造成運動機能退化

運動機能減退包括身體出現體力衰弱、肌力不足、活動量減低等現象，這大多來自運動缺乏或能量耗損、肌肉衰退所致。近年來，發現許多年長者或長期飲食不良的人有嚴重體能衰退的問題，同時也會影響身體的運動表現。

◆ 肌肉含量是影響體能的關鍵

體力衰退與身體肌肉的含量減少有關，一般而言，身體的肌肉量佔體重的 30 ～ 50%，當身體老化過程中，肌肉會隨著年齡而流失。研究指出，30 歲以後，每 10 年肌肉組織會減少 8%，例如女性 30 歲的肌肉量是 20 公斤，到了 70 歲，會減少 4 ～ 6 公斤，身體就只剩下約 15 公斤的肌肉量，而且年齡愈大，流失速度也愈快。另外，肥胖者也常因身體脂肪過多，使肌肉組成改變，而造成運動機能退化的問題。

不論年輕人或年長者，身體的運動機能減退大多與營養攝取有關，尤其長期蛋白質攝取不夠，會使身體的肌肉量減少，且合併肌肉強度或功能衰退，這就是醫學所稱的「肌少症」。長期下來，也會導致各個器官功能下降，引發感染與各種慢性病。因此，現代人要嚴防肌少症的發生，且應該從營養和運動的配合來達到目標。若要遏止身體老化所造成的運動機能減退問題，除了強化運動「肌」能之外，也幫助身體達到減「脂」的目的。

◆ 高蛋白的食物是鞏固肌肉、 維持力量的要素

身體的體能運作主要來自充分的營養，因為食物的營養能架構身體的組成，也能調控新陳代謝的功能。執行運動時，身體會將肝臟儲存的肝醣轉換成肌肉所需的葡萄糖，如果運動時間過長，體內的肝醣不夠時，就會使肌肉運作產生耗竭。而影響體能的表現，所以維持充足的肝醣，是展現運動表現的基礎。有時運動前攝取醣類，能協助身體儲存足夠的肝醣，提升運動執行力與表現力。不過，體能的展現除了短期需靠醣類供給之外，也需長期依賴蛋白質來強化肌肉的質量，因為蛋白質是構成肌肉與組織的主要原料，人要維持肌肉含量，就需要每天吃進足夠的蛋白質，例如肉類的蛋白質，無論豬肉、牛肉、雞肉、鴨肉、魚肉所含的蛋白質，都能被身體吸收利用。除了肉類以外，豆、蛋、奶類也含優質的蛋白質，適量補充也有助於降低肌肉流失，且增加身體肌肉的質量。

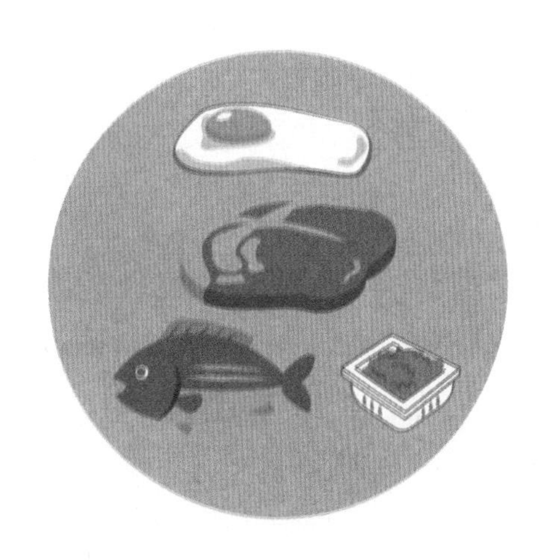

▲ 蛋白質是構成肌肉與組織的主要原料，每天吃進足夠的蛋白質，便能維持肌肉含量。

對於年齡較大的年長者與持續鍛鍊肌力的運動員，應特別留意肌肉流失的問題，因為鍛鍊時的肌肉運作，會增加肌肉纖維組織的耗損。對身體而言，補充足夠蛋白質，可用來提供肌肉的修補所需，所以高蛋白的食物是鞏固肌肉、維持力量的要素。

一般而言，成年人每天需要攝取的蛋白質量，每公斤體重約需要 1 公克，但對於有定期運動健身的人，每公斤體重則會提升到 1.2 ～ 1.5 公克，例如 60 公斤的成年人，每天可能需要 60 ～ 90 公克蛋白質，每餐至少需要 20 ～ 30 公克。搭配的技巧，建議早餐最好吃雙份蛋白質的食物，如蛋加牛奶或豆漿，中餐可選分量多一些的肉類，晚餐吃少量的肉，或蛋類加上豆類的食物，在此利用以下表格舉例說明：

＊ 三餐中的蛋白質建議

餐次	蛋白質主要來源的食物	提供蛋白質的量
早餐	2 片薄吐司（含蛋白質 4 公克） 1 個蛋（含蛋白質 7 公克） 1 杯牛奶（含蛋白質 8 公克）	提供約 19 公克的蛋白質
中餐	1 碗飯（含蛋白質 8 公克） 1 隻雞腿（含蛋白質 14 公克）	提供約 22 公克的蛋白質
晚餐	1 碗飯（含蛋白質 8 公克） 豬肉或魚類 1 份（1 份肉 / 魚類相當 1 兩，含蛋白質 7 公克） 1 份肉類約為成年女性手掌中食指、中指加無名指的範圍，加上豆腐 1 塊（含蛋白質 7 公克）或大豆乾 1 塊（含蛋白質 7 公克）	提供約 22 公克的蛋白質
總計		1 天提供約 63 公克的蛋白質

只要每餐有主食（飯或麵）、肉類或豆類，就能協助蛋白質的利用，達到更好強化肌肉的效果。要注意，每天攝取的蛋白質分量，要平均分配於三餐之中，尤其早餐要多吃一些蛋白質的食物，例如

蛋、牛奶、優格、起士與豆漿，更能讓腸胃吸收更多蛋白質與營養素，以強化身體的肌力與體能。

提升運動機能表現必須要有營養與運動配合，因為不運動的肌肉，就會開始分解、衰退，因此要利用運動來累積肌肉的質量。運動不僅可避免肌肉分解，也能讓攝取的營養充分發揮，而順利達到個人提升運動機能與「肌」能的雙重功效。

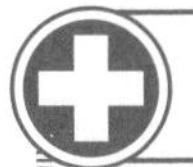

營養保健室

執行長期運動的人需要補充維生素 B 群、抗氧化配方與輔酶 Q10（CoQ10）等保健品，因為運動會增加身體代謝，過程中產生的自由基，需要靠抗氧化營養素的維生素 A、C、E 與硒幫忙，而維生素 B 群與 Q10 也是協助能量運轉的必要元素，可按個人需要加以補充。

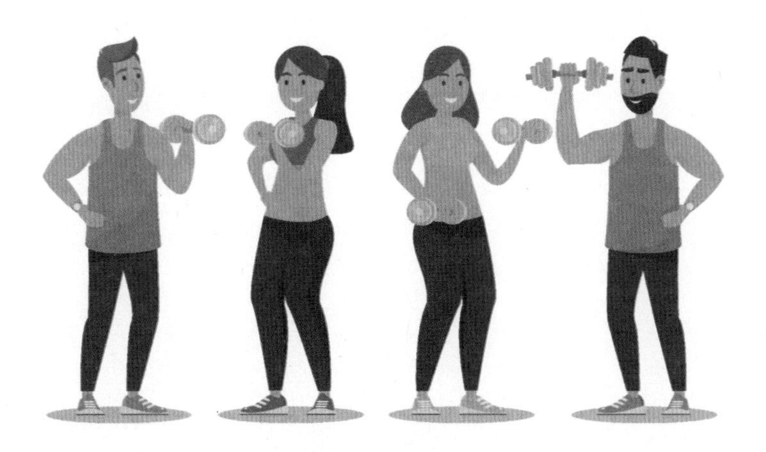

▲ 利用運動來累積肌肉的質量，不僅可避免肌肉分解，也能讓攝取的營養充分發揮，而順利達到個人提升運動機能與「肌」能的雙重功效。

病症 2　肩頸僵硬與腰痠背痛是現代人常見的毛病

現代人的身體痠痛，以肩頸僵硬及腰痠背痛最常見。在 2018 年的一份健康調查中發現，最讓民眾感到困擾的毛病，就以肩頸與腰背的疼痛（全身痠痛）榮登榜首，遠超過肥胖與代謝的問題，這種身體的疼痛問題，早已是人們心中很困擾的痛。

◆ 肩頸僵硬和腰痠背痛其實是文明症狀

低頭族是現代人的文明症狀，長時間看電腦或低頭滑手機，可能就是造成肩頸僵硬或腰痠背痛的主因。身體的脊椎就像槓桿一樣，必須保持平衡，當坐姿不良，頭部就會向前傾斜，使另一端的骨頭韌帶產生一個拉力。當拉力超過韌帶所能負荷的範圍，拉力就會轉移到背部肌肉，時間一久，就會出現肩頸痠痛與腰痠背痛的症狀。如果又加上工作壓力與睡眠不良，更會加重身體的痠痛程度，而產生慢性肌肉症候群，包括全身痠痛、疲累、多處壓痛，且有焦慮、緊張、睡眠不佳等問題。原因可能有以下：

❶ 肩頸痠痛的原因多

肩頸痠痛又稱「肩頸綜合症」，泛指後腦根與頸部至肩胛骨之間的肌肉痠痛與僵硬，使得身體產生重壓感，伴隨頭痛、頭暈、耳鳴、眩暈、聽覺或視覺障礙。造成肩頸痠痛的原

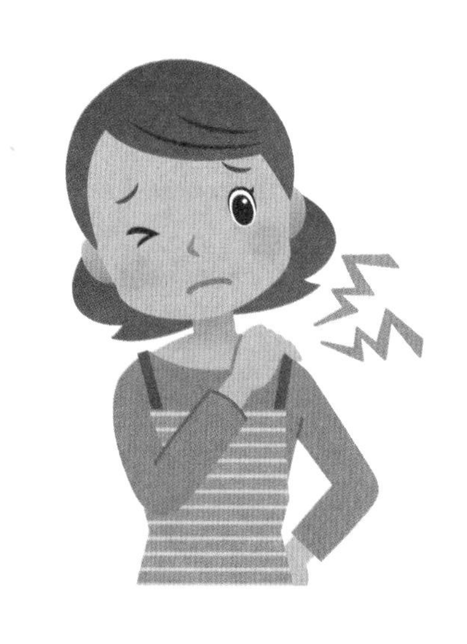

▶ 肩頸痠痛使身體產生重壓感，會伴隨頭痛、頭暈、耳鳴、暈眩，以及聽覺或視覺障礙。

因很多，包括：長期姿勢不良或重複不當的動作會使頸部肌肉疲倦或韌帶拉傷、筋膜攣縮，甚至發炎，加上血液循環不良，產生肌肉僵化，使神經受到壓迫而導致肌肉疼痛或頸椎退化、椎間板突出、慢性發炎、感冒、高血壓、心絞痛或心肌梗塞等反射性疼痛，也可能會產生肩頸痠痛的問題。

❷ 腰痠背痛有 30%無法找到病因

可能來自壓力大的精神疾病所造成，其他是來自脊椎問題，這除了頸椎壓迫產生的肩頸僵硬、手腳痠麻之外，腰椎長骨刺、椎間板突出以及腰椎肌肉、韌帶拉傷等，都會造成腰痠背痛。另外，患有僵直性或風濕性脊椎炎、退化性關節炎、骨質疏鬆以及肥胖、孕婦、腎結石患者也會有腰痠背痛的困擾，尤其肥胖者會因為腰圍過粗，加上腹肌無力，而產生身體痠痛的問題。

◆ 減緩痠痛的飲食攻略

幫助改善肩頸僵硬、腰痠背痛的飲食，必須從多方面做調整，就是加速血液循環、控制體重與改善發炎反應。

❶ 加速血液循環與控制體重

有些肩頸僵硬的問題，是來自身體的脂肪堆積，造成肌肉的彈性變差，血管產生硬化或堵塞，讓血流速度大幅降低，影響身體攜帶氧氣的能力，使組織因缺氧而造成肩頸痠痛。尤其容易發生在肥胖者、喜愛大魚大肉、暴飲暴食者，以及應酬多、飲食不定、常吃速食者，因此建議從改善體脂肪與血脂肪做起，而控制體重是遏止病情惡化的長久之計。

❷ 多喝水改善發炎反應

現代人的腰痠背痛經常是腹部壓迫脊椎或脊椎退化引起的，而脊椎的退化與長期喝水不足有關。由於長期缺水會累積過多酸性及毒性物質，而引發身體疼痛的訊息，因此有頭痛、胃腸發炎、肌肉或關節痠痛等的人，都要留意身體是否處於缺水狀態。尤其身體一節節的脊椎，橫切的形狀就像個輪胎，當身體缺水，輪胎（脊椎）就會變扁，也會造成軟骨分泌的潤滑液減少，使得關節軟骨的磨擦力增大，長期則會加速軟骨磨損，導致身體的疼痛與行動不便，因此每天喝足 2000c.c. 的水，不僅能提升身體代謝與血液循環，也能緩和發炎反應，對於改善肩頸僵硬、腰痠背痛有明顯的功效。

減緩痠痛的自療方法

一般的頸肩、背或腰部痠痛，只要適度飲食與休息就會沒事，但也可能因長期累積而造成慢性發炎，甚至形成骨刺或椎間板退化。對於肩頸僵硬與腰痠背痛的人應留意發生的原因，儘快舒緩，以免造成嚴重的損傷。可利用以下方式來舒緩身體的痠痛：

❶ 利用按摩來促進血液循環，幫助肌肉舒緩。

❷ 利用熱敷或泡澡、SPA（水療）來放鬆肌肉，舒解疼痛。

❸ 適當運動與休息，讓全身的筋骨與肌肉伸展、放鬆。

❹ 可以配合牽引肩頸和腰部伸展活動，來防止身體僵硬，增進肌肉彈性，舒緩疼痛。不過，在急性疼痛期最好休息，不要勉強運動。

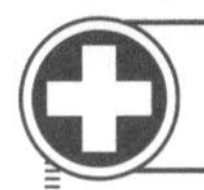

營養保健室

改善身體痠痛的問題，可以考慮含有維生素 B 群與維生素 D 保健品，因為維生素 B_1、B_6 與 B_{12} 能強化神經系統，改善神經痛。另外缺乏維生素 D 時，會引起肌肉功能不良、無力與痠痛，補充維生素 D 能抑制發炎有關的細胞激素（第 4 或 10 介白素），輔助身體抵抗發炎的反應。

病症 3　肥胖是預測關節痠痛與關節發炎的重要指標

肥胖者常有關節痠痛的經驗，大多來自體重壓迫骨骼、關節，最後導致關節發炎。關節發炎好發在髖關節與膝關節的部位，由於關節軟骨不斷磨損，潤滑液流失，就會引發慢性發炎，也會伴隨關節腫痛與僵硬，使患者的行動力日趨減退。

◆ 肥胖會加重關節的損傷

發生關節發炎的原因，包括肥胖、荷爾蒙、遺傳、退化或受傷，例如女性停經後，會因雌激素缺乏，導致骨質減少，提高骨骼病變的機率，也會增加關節發炎的機會。肥胖是導致關節發炎的因子，也是預測關節功能下降的指標，兩者互為因果，也就是說，體重過重會加重關節的負荷，使有關節問題的人降低活動的意願，而造成更嚴重的肥胖問題。從 2007 ～ 2009 年「National Health Interview Survey」調查發現，肥胖者中有 33.8%女性和 25.2%

男性，曾被診斷有關節發炎的問題，這比率是體重過輕或正常體重者（女性 18.9%和男性 13.8%）的 2 倍，調查也指出，關節發炎的患者有 42.4%會因疾病受限，而不願意或降低體能活動的機會。

關節發炎是一種讓人不舒服的疾病，患者需留意自己的體重，因為每增加 1 磅（0.45 公斤）的體重，膝蓋承受的壓力就會增加 4 磅（倍），當體重增加 10 磅（約 4.5 公斤）時，每走一步路會使膝蓋增加 30 ～ 40 磅（約 13 ～ 18 公斤）的壓力，因此肥胖可能會使發生骨關節炎的風險增加 4 ～ 5 倍，如果能降低體重，就可以減輕關節痠痛，一旦疼痛減輕，患者就可恢復平日的體能活動，使得體重控制變好。在此建議關節發炎患者的體能活動，可游泳、水中有氧運動來增加下肢的體能，而散步和慢走也是不錯的方式，至於對關節炎患者有害的運動就是「不運動」。

◆ 改善關節炎的飲食調理

在飲食上，關節發炎且合併肥胖的患者，以及有食物過敏體質的關節炎患者須遵守下方 2 個注意事項：

❶ 針對關節發炎且合併肥胖的患者

在飲食上，必須搭配減重飲食，利用控制熱量，協助患者減輕體重，降低關節的負荷。執行減重飲食需符合以下原則：

- **適當三大營養素的熱量比例：**蛋白質佔 10 ～ 20%，脂肪佔 20 ～ 30%，醣類佔 50 ～ 70%，其中複合性的醣類應偏多，其餘再由蛋白質與脂肪比例來調整。

- **飲食的內容以植物性食物為基礎：**可選擇大量的天然高纖食物，例如糙米、蔬菜與豆類，搭配適量的動物性蛋白質，例如肉、魚、蛋類。

- **飲食搭配要變化：**讓不同食物的組合達到視覺、味覺與嗅覺的多重感官，提升營養價值與滿足感，讓減肥者不僅達到減重效果，也能長期控制體重（可參考 P.127 CHAPTER 3 首席營養師的完整減重計畫）。

❷ 有食物過敏體質的關節炎患者

必須留意有些食物會加重發炎疼痛的反應，例如咖啡、茶、奶製品、紅肉、柑橘類水果，以及龍葵屬的植物如茄子、番茄、青椒、辣椒、馬鈴薯，還有堅果類，這些都可能成為個人過敏的來源，應考慮避開，至於薑或薑黃則有減輕疼痛與抗發炎的效果。

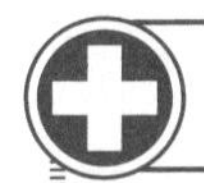

營養保健室

某些植物含有抵抗關節發炎的成分，包括乳香木（boswellia）含有乳香酸，能減緩關節疼痛與僵硬；白柳皮（white willow bark）含有天然水楊酸，能減輕發炎，舒緩疼痛，以及南非鉤麻（devils claw）都有改善關節發炎的相關研究。

病症 4　脂肪越多，越會因骨質疏鬆而骨折

骨質疏鬆症是一種因骨骼脆弱而造成骨折的疾病。由於骨質流失的過程沒有任何症狀，直到發生骨折，就為時已晚了。世界骨質疏鬆基金會呼籲國人應及早保存骨本，年輕時，若能增加骨密度的10%，骨質疏鬆的問題將可延後 13 年發生。

骨骼原本就是持續新生與替換的活組織，不斷產生變化，當舊骨質移去，就會由新的骨質取代。從兒童期開始，新骨質的合成速度就大於舊骨質移去的速度，到 35 歲達到高峰。之後，身體骨質就會逐年減少，若骨質過度流失就會使骨骼脆弱，容易發生骨折。

為了避免年老發生骨折的危險，提早檢查自己的骨質狀況很重要，可透過骨質密度檢查攝影儀（DXA）來測量骨質密度。該項檢查能測量髖關節及脊椎的骨密度，協助骨質疏鬆症的診斷，而診斷就以骨質密度測量的結果為基準：

❶ **正常骨質：**骨密度標準差大於 -1。
❷ **骨質減少：**骨密度標準差介於 -1 及 -2.5 之間。
❸ **骨質疏鬆：**骨密度標準差小於 -2.5。
❹ **嚴重骨質疏鬆：**骨密度標準差小於 -2.5，並且已有因骨質疏鬆所引起的骨折。

◆ 骨質流失和骨質疏鬆症發生的原因

一般而言，造成骨質流失的原因，常見有遺傳、年齡、疾病、藥物與生活型態，尤其年齡越大，風險就越高，還有甲狀腺功能亢進、性腺機能減退（女性的雌激素或男性的睪固酮偏低）、風濕性

關節炎、腸胃疾病以及不良的生活習慣，如喝酒、抽菸、偏食、大量喝咖啡、運動不足，都會加速骨質流失與提高骨質疏鬆的風險。

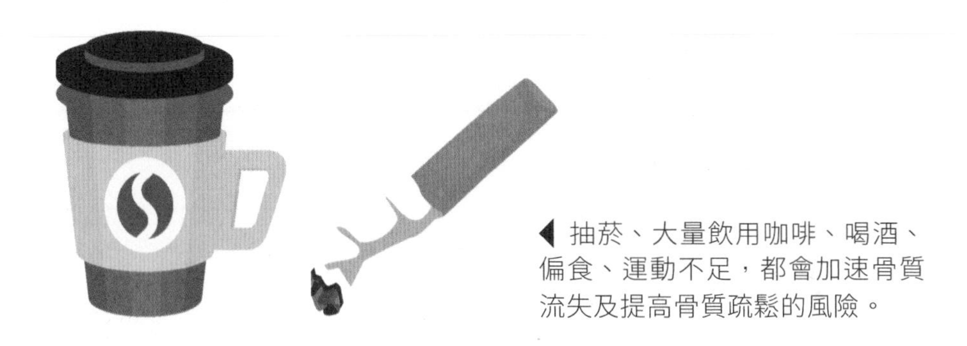

◀ 抽菸、大量飲用咖啡、喝酒、偏食、運動不足，都會加速骨質流失及提高骨質疏鬆的風險。

骨質疏鬆症好發於老人與女性，但也不是女性的專利。研究指出，脂肪越多的人，越容易因為骨質疏鬆而骨折，一旦摔倒，這些人的骨折危險更勝於一般人，尤其脊椎與骨盆的骨折，殺傷力最大，可能導致患者下半生在輪椅或床上度過。因此，提早預防骨質疏鬆的工作顯得事不宜遲。而男性、女性和老人則各有原因：

＊ 骨質疏鬆的發生原因

性別與年紀	發生原因
男性	年齡超過 70 歲的男性，骨質隨著老化而流失，每年大約下降 1%，使骨質疏鬆隨著平均壽命提高而持續增加。
女性	因為停經造成雌激素減少，無法抑制蝕骨（破骨）細胞的活性，而快速使骨質流失。
老人	70 歲以上的老人，因缺乏陽光曝曬以及腎臟老化，使得活化型維生素 D_3 含量不足，加上胃腸道對鈣的吸收下降，使得骨質流失。如果骨骼組織崩裂速度過快，骨頭會變薄、變脆，骨折就容易發生。

◆ 強化骨骼的關鍵就是有夠「鈣」

骨骼的主成分是鈣，佔身體鈣總量的 99%，而強化骨質最直接的方式，就是要有夠的「鈣」。根據國民營養調查發現，九成七的國人鈣攝取量嚴重不足，尤其台灣女性瘋美白、愛瘦身，不曬太陽與常節食的行為，使得骨質疏鬆的年齡明顯提早。

從民國 102 ～ 105 年的「國民營養健康狀況變遷調查」結果發現，年長者的六大類食物攝取，以奶類（81.6%）攝取不足的比率最高，而強化骨骼的營養素中，鈣與維生素 D 的攝取只有 76.3% 與 60%，嚴重不足，這些飲食缺失，正突顯國人對骨骼健康照護明顯落後。

❶ 高鈣食物不可少

根據「國人膳食營養素建議攝取量」提出 19 歲以上的成年人，每日需要攝取 800 ～ 1000 毫克鈣質，由於人體無法自行製造鈣質，因此需要從食物取得。一般而言，富含鈣的食物包括動物性的奶類（鮮奶、優格）、帶骨魚類（小魚干），以及植物性的豆類、堅果、綠色蔬菜（菠菜、芥藍菜）與黑色蔬菜（海帶、木耳），都是高鈣食物的來源。

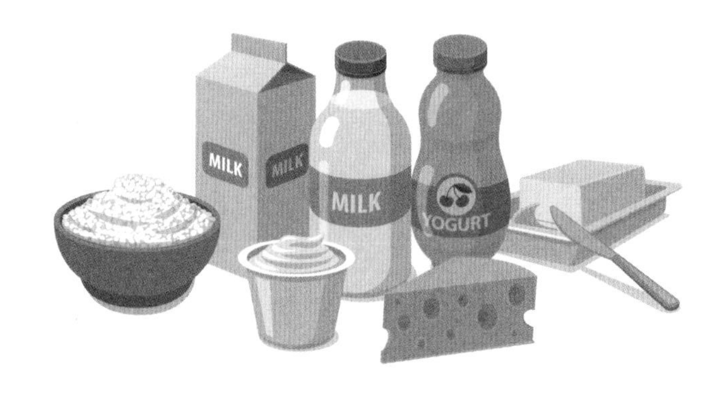

▲ 由於人體無法自行製造鈣質，因此需要從食物取得。

❷ 強化骨質的維生素和礦物質

維生素 D、K 以及礦物質的鎂、硼、鋅、銅、錳，都與骨質的強化有關，例如鎂能活化骨骼中協助鈣沉澱的酵素，強化骨質密度；鋅則參與骨骼的礦化作用，也是骨骼代謝酵素所需的成分；硼可以提高女性荷爾蒙濃度，減低鈣、鎂的排泄速率。另外，維生素 D 能協助鈣的吸收，讓身體有效利用鈣質，改善骨骼以及肌肉與運動的協調性；維生素 K 則參與骨基質蛋白的合成，幫助骨基質蛋白與鈣的結合，協助骨鈣的形成。如果維生素 K 不足，不僅會增加骨折風險，也會使鈣在血管累積，引起血管鈣化等風險。

❸ 攝取低磷和低鈉食物

在飲食上，強化骨質的同時，也應該避開重口味（高磷、高鈉）的食物，尤其磷攝取過多，會使鈣 / 磷比例下降，當鈣 / 磷比例＜ 0.5，副甲狀腺素分泌會增加，容易造成骨質流失。另外，鈉攝取過多，也會使尿液的鈣排出增加，因此飲食要減少各類的加工食品，如香腸、火腿、培根、臘肉等醃肉製品，以及各種零嘴、餅乾與糕點、含糖飲料與咖啡因飲品，尤其含糖的咖啡因飲品如珍珠奶茶、三合一咖啡等，不僅會消耗身體的鈣含量，也會刺激胰島素分泌，影響鈣磷之間的平衡和代謝，使身體的鈣加速流失，骨骼變得脆弱，讓骨折的危險大大提高。

除了上述的飲食原則，規律的運動對於維持健康骨骼至關重大。由於運動可啟動骨質合成機制，沒有經常運動的人，骨質密度容易迅速下降。若能持續溫和的負重運動，對減少骨質流失與增加骨質密度也有很大幫助，尤其慢跑、走路、爬樓梯或舉啞鈴，都能強健全身的骨骼，有效防止骨質流失與預防骨質疏鬆症，但對於年長且有骨質疏鬆症的患者，當然不宜激烈的運動，選擇散步或游泳較為理想。

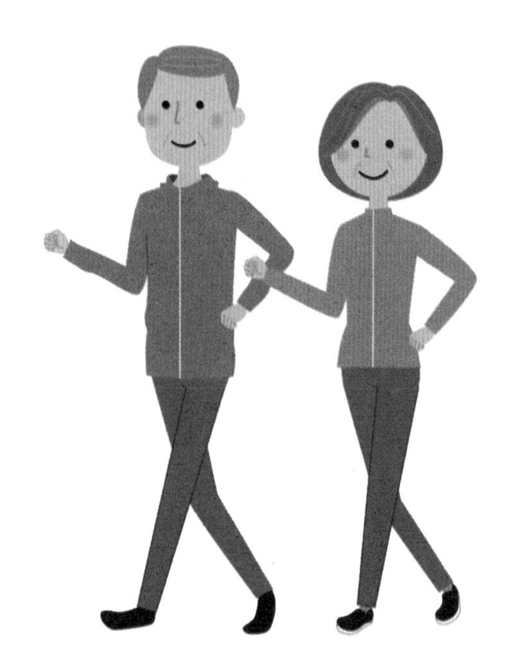

▲ 年長且有骨質疏鬆症的患者，不宜激烈運動，以散步或游泳等運動較為理想。

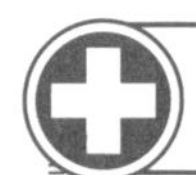

營養保健室

補充鈣片是另一種強化骨質的方式，一般鈣片的成分各有不同，例如碳酸鈣、磷酸鈣、乳酸鈣、檸檬酸鈣等。由於身體對鈣吸收率不高，其中以酸性鈣的吸收率較好，若搭配活化型維生素 D_3 效果會更好。如果血液的維生素 D 濃度過低，建議最好每天補充 1000 ～ 2000IU，可持續 6 ～ 8 個月。

4 氧化壓力與發炎的 5 大病症

病症 1 肥胖是疲倦的導火線

肥胖者經常會有身體疲倦與體力變差的情況，這種來自個人虛弱、疲累與缺乏動力的感覺，有些人不見得感受得到，這是因為現代人經常喝咖啡因的飲品，而咖啡因會阻礙人們感覺疲累的感受。

◆ 身體的疲累感與生活節奏失衡有關

身體的疲累感多半與生活節奏失衡有關，或由病症引起，特別是，肥胖最常併發的新陳代謝症候群（三高），以及很容易被人忽略的慢性疲勞症候群（chronic fatigue sydrome），都是造成的原因。面對經常感到疲倦的情況，首先應排除個人的情緒與壓力問題，讓自己充分休息，觀察是否獲得改善。如果持續 1 個月以上，疲倦仍未獲得緩解，加上不明的體重減輕，就應該看醫生。在此歸納常見引起疲倦的疾病，不過必須配合醫師做進一步的診斷。

❶ **貧血問題：**經血過多、痔瘡、胃出血、消化道腫瘤，例如大腸癌或胃癌。

❷ **感染症：**發高燒或慢性感染如肺結核、愛滋病。

❸ **內分泌失調：**甲狀腺功能低下、腎上腺功能低下、性荷爾蒙失調。

❹ **心肺疾病：**心臟衰竭、低血壓、氣喘或肺氣腫。

❺ **肝臟疾病：**肝炎、肝硬化或肝腫瘤。

❻ **惡性腫瘤：**淋巴癌、血癌、潛在性癌症。

❼ **心理因素：**憂鬱症或焦慮症。

❽ **藥物副作用：**抗組織胺、安眠藥、肌肉鬆弛劑引起的疲倦或嗜睡。

慢性疲勞症候群也是一種長期疲倦的病症，主要特徵有疲倦、合併注意力不集中、短期記憶力不佳，伴隨類似感冒的症狀，如關節與肌肉痠痛、睡眠障礙、喉嚨痛與頭痛等，且至少維持 6 個月以上。由於慢性疲勞症候群很容易被忽略，據研究顯示，病毒、細菌、毒素、生活環境，以及自律神經失調與心理因素，都可能與慢性疲勞症候群相關，但只有 10%的人會接受相關的治療。

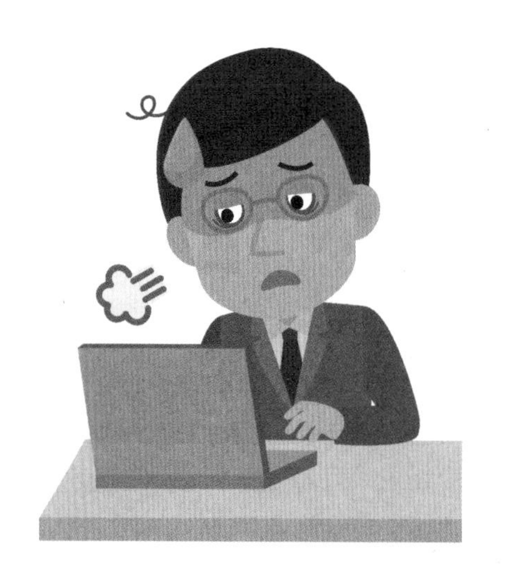

◀ 身體的疲累感多半與生活節奏失衡有關，或由新陳代謝症候群（三高），以及易受人忽略的慢性疲勞症候群等病症引起。

◆ 均衡營養與休息是趕走疲倦的最佳處方箋

❶ 首先應找出導致疲倦的原因

除了接受相關治療之外，最好調整個人生活作息，儘量讓自己的生活作息規律，睡眠充足，之後再持續觀察是否有減緩疲倦的程度。至於因疾病引起的疲倦，一旦疾病獲得治療，疲倦也會有明顯的改善。

❷ 均衡的營養

對於一般疲倦感的改善，可從均衡營養做起，留意每天的飲食要均衡，因為體能強化需要充足的營養，每天應該攝取六大類食物，即蔬菜、水果、米飯、肉類、豆類、奶類與油脂類等各種食物。三餐食物的搭配應有變化，讓不同食物提供身體細胞獲取足夠修復元素的來源。另一方面，避免容易耗損體能的食物，例如油炸食物、精製食品、添加人工調味食品、甜食、咖啡因與酒精飲品，以及動物的加工肉品（香腸、火腿、培根、熱狗）。

❸ 戒除咖啡因飲品

慢性疲勞症候群的人應該戒除咖啡因飲品，包括咖啡、茶與可樂等，因為咖啡因會消耗細胞更多的能量（ATP），使細胞產生特有疲勞的訊號。這種疲勞加上脫水的雙重影響，更會加重身心的疲累感，但有些人卻也因此更加重對咖啡因的依賴。

❹ 外食族群、腸胃功能不佳及特殊體質的人多注意

外食族會因營養失衡而導致疲倦、體力變差、精神不濟，這些人若察覺自己的飲食難以取得均衡時，就必須考慮從營養品來協助調整。補充時，最好經由醫師或營養師等相關人員建議。

營養保健室

長期有疲倦感的人不妨考慮維生素 B 群與輔酶 Q10 的保健品，因為維生素 B_1、B_2、B_6 能協助推動身體能量代謝，而輔酶 Q10（CoQ10）是細胞粒線體將外來能量轉為細胞能量（ATP）的關鍵元素，缺乏時，都會影響身體能量運作。

病症 2　喝含糖飲料可使痛風的風險增加 85%？

◆ 尿酸高到一定濃度，就會引發痛風

男性比女性容易尿酸偏高，如果男性血液尿酸值大於 7 mg/dL（毫克 /100 毫升），女性大於 6 mg/dL（毫克 /100 毫升），就是高尿酸血症。尿酸如果高到一定濃度時，會引發痛風。痛風是因尿酸製造過多或排泄不良，造成尿酸鈉鹽囤積關節，形成腫痛、發炎的現象，通常會發生在腳拇趾。

◆ 肥胖者的尿酸值明顯偏高

肥胖是造成尿酸過高的原因，因為體內過多的脂肪會阻礙尿酸排泄，尤其有新陳代謝症候群（三高）的肥胖者，尿酸值會明顯偏高。長期尿酸過高會導致腎結石與腎臟損傷，相對的，腎臟機能障礙也會使尿酸排泄受阻，而造成尿酸過高與痛風。除此之外，尿酸偏高也容易引發血壓高的症狀，使得心血管疾病的死亡率提升。目前醫學也將尿酸高列為引發高血壓的可能因素，更何況高尿酸血症與新陳代謝症候群的關係相當密切。

◆ 含糖飲料比高普林飲食更容易痛風

不要以為痛風是老年人的專利喔！近年來，青少年也成為高發病的族群，即使這些人不菸不酒，也不太吃魚類、海鮮等高普林的食物，但他們卻有相當比例的痛風傾向，這個情況，突顯現代人的另一種飲食方式容易誘發尿酸過高或痛風。

尿酸是普林的代謝產物，普林（purine）是細胞中核酸的成分，血液的尿酸約 80%由體內胺基酸、核酸分解而來，20%則從含普林或核蛋白的食物代謝而來，普林經肝臟代謝形成尿酸，最後由腎臟藉著尿液排出。當尿酸過高時，飲食通常會被告知要控制含高普林的食物，如魚類、海鮮、內臟與肉湯汁（魚湯、肉汁），以及黃豆、豆類、菇類等。但近年來，研究發現，香菇和豆腐等植物性高普林的食物並不會影響尿酸升高，相反的，被列為低普林的含糖飲料卻與痛風的發生率呈正相關。研究指出，每天喝 2 次以上的含糖飲料者，比不喝飲料者，罹患痛風的風險增加 85%，就連看似健康養生的果汁，也有類似的結果，主要原因在於飲料的果糖在轉化成脂肪的過程中，會產生大量的尿酸，進而誘發痛風發作。所以，經常喝飲料或蔬果汁、檸檬汁的人，可能會面臨另一個尿酸偏高的危險。一旦尿酸過高或痛風的患者除了嚴禁含果糖的飲料或果汁之外，水果也不宜過量。另外，油炸食物、咖啡因飲品（咖啡、茶、奶茶、可樂），以及含酒精（啤酒、烈酒）飲品都要加以管制。這些成分都會加速身體的水分流失，抑制尿酸排泄，提高血中尿酸的濃度，促使痛風發作。

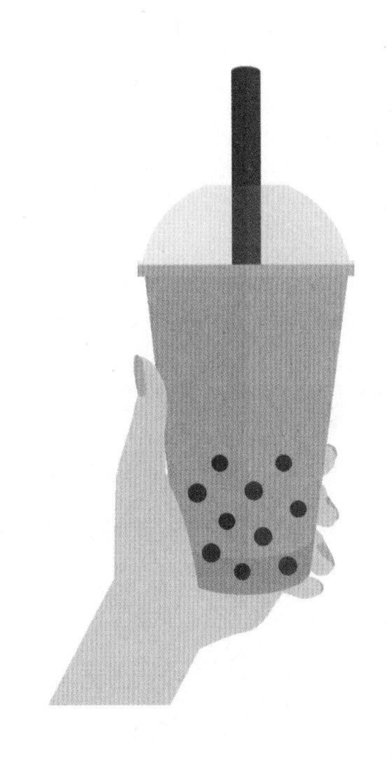

▲ 研究指出，每天喝 2 次以上的含糖飲料者，比不喝飲料者，罹患痛風的風險增加 85%。

◆ 高尿酸的肥胖者的減肥原則

肥胖者若能緩慢減重，就能改善血液的尿酸值，執行時，千萬不要過度節食或激烈運動，會促使肌肉組織分解，反而會使尿酸濃度提升，建議減重速度最好每月減輕 1 公斤上下（參考 P.127 CHAPTER3 首席營養師的完整減重計畫）。至於高尿酸的肥胖者，減肥時，必須掌握以下 3 個原則：

❶ 三餐要定時定量。

❷ 避免喝果汁、咖啡、茶與酒類。

❸ 每天要喝 2000c.c.（8 杯）以上的水，且在用餐後 2 小時及運動時，加強多喝白開水，如此一來，就能達到減重又降尿酸的效果。

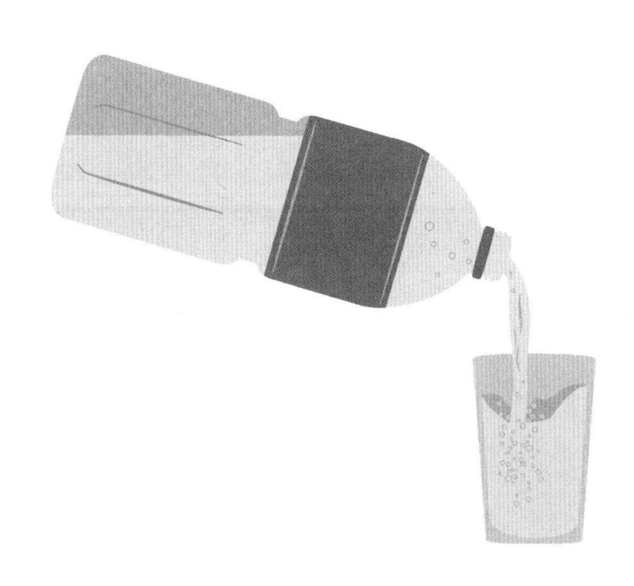

▲ 每天要喝 2000c.c. 以上的水，且在用餐後 2 小時及運動時，加強多喝白開水，就能達到減重又降尿酸的效果。

病症 3　胰島素阻抗會讓肥胖者罹患泌尿道結石的機會大增

現代人常見的泌尿道問題，男性以腎結石較常見，人數為女性的 2 ～ 3 倍，女性則以泌尿道感染最普遍，盛行率是男性的 3 倍。

◆ 引起泌尿道問題的原因

泌尿道結石可分為腎結石、輸尿管結石、膀胱結石，而腎結石是泌尿道最常見的疾病。根據統計，台灣腎結石的盛行率約 9 ～ 10%，而好發的年齡大約 30 ～ 50 歲，其中以壓力大、愛喝酒、咖啡、茶或坐辦公桌、少運動的人較容易得腎結石。

近年來，也發現肥胖者特別容易罹患泌尿道結石，造成的原因可能是肥胖者的胰島素阻抗，造成過量胰島素影響腎臟排除尿液的酸性物質，促成不溶性尿酸沉積，而形成結石的問題。腎結石不一定在腎臟，有時也會隨著尿液排出，或沉積在輸尿管或膀胱。

泌尿道感染是指單純的下泌尿道感染，例如膀胱炎、尿道炎等，有時感染會向上蔓延，侵襲到腎臟，就會併發腎盂腎炎。由於台灣氣候潮濕悶熱，容易滋生細菌，一旦細菌跑進泌尿道，未隨著尿液排出，泌尿道就會受細菌、黴菌或其他微生物入侵而造成感染。泌尿道感染好發於女性，因為女性的尿道較短，受到細菌感染的機會較大，建議多喝水、多排尿是維護泌尿道健康的不二法門。

根據美國國立衛生研究院提出，要解決泌尿道的問題，預防腎結石與泌尿道感染的不二法門，就是多喝水。每天喝 2000 ～ 2500 c.c. 以上的乾淨水，同時增加每天排尿量達 2000c.c. 以上，就能排除泌尿道的細菌，稀釋尿液的沉澱物與結晶體，維持身體泌尿道系統的整體健康。

◆ 腎結石容易復發， 飲食要留心調理

腎結石的人應多加留意飲食的調養，腎結石的成分以草酸鈣最為常見，佔 65 ～ 70%，其次是碳酸鈣或磷酸鈣。一般人腎結石成分以草酸鈣、磷酸鈣居多，但肥胖患者的腎結石成分則以尿酸為主。飲食上的注意事項如下：

❶ 高鈣飲食可降低結石發生率

由於結石成分大多含有鈣，有些人會以為鈣過多是導致結石的主因，其實以前治療腎結石的飲食就是限制鈣的攝取，所以奶類經常被列為管制的食物。但近年來，研究發現，攝取高鈣飲食有助於降低結石的復發率，而限制鈣攝取反而會增加結石復發的可能性。研究指出，從天然食物中攝取較多的鈣，可減少 35 ～ 50%腎結石的發生，原因可能來自飲食中的鈣，能在腸道與草酸結合，從糞便排出，減少體內草酸的濃度，進而降低結石的發生，所以腎結石患者不需再限制高鈣的食物。至於單獨補充鈣片，對於降低腎結石復發率影響不大。

❷ 改變飲食習慣和減肥

除了充足鈣的攝取之外，腎結石患者一定要改變某些飲食習慣，否則結石的復發率依然會提升，尤其腎結石患者的水分攝取不夠，或喜歡重口味（高鹽或高糖）與高蛋白的飲食（大魚大肉）都會增加結石的復發。研究指出，腎結石患者平日的排尿量較少，而且尿酸值也容易偏高，若加上 BMI 過高，即體重超重，更會加速腎結石的形成，因此腎結石患者如果過胖就應該減肥（參考 P.127 CHAPTER 3 首席營養師的完整減重計畫），同時留意血液的尿酸值，每日飲食多攝取含鈣的食物，大量喝足乾淨的水，就能降低 5 ～ 28%結石再發的機會。

■ **預防腎結石的發生，可掌握以下 6 大要點：**

❶ **避免大魚大肉：**攝取動物性蛋白質過多，會造成尿中鈣濃度上升。

❷ **避免太鹹的食物：**因為過多鹽分會增加尿鈣的濃度，提升結石的沉澱與結晶。

❸ **多吃含纖維的食物：**尤其蔬菜、水果有助於調整尿液的酸鹼度。

❹ **避免喝茶、咖啡：**即使淡茶也不宜，因為咖啡、茶所含的草酸成分，會促使結石形成。

❺ **戒除任何飲料：**尤其含有磷酸鹽（可樂）、碳酸鹽（汽水）的含糖飲料，因為這類飲料會加速鈣排除，又使身體缺水，讓結石容易發生。

❻ **每天喝足夠的水：**不要因週末或假日而間斷，儘量不要讓尿液濃縮到啟動結晶的形成，因為小結晶會有一天成為大結石。因此，腎結石患者應該配合飲食建議，以免讓麻煩的腎結石找上門來。

營養保健室

腎結石患者應補充足夠的鈣與維生素 B_6，鈣能降低腸道對草酸或磷酸的吸收，減少腎結石的發生與復發，而維生素 B_6 參與草酸的代謝，不足時，會使草酸濃度增加，提升草酸鈣結石。另外，腎結石患者應注意避免高單位維生素 C（大於 1000 毫克），因為過多維生素 C 會形成草酸，提升高草酸尿症與結石的風險。

病症 4 皮膚問題是肥胖者無法避免的烙印

肥胖者經常有皮膚的問題，例如濕疹、乾癬、痤瘡與黑色棘皮症（acanthosis nigricans），這些皮膚問題可能來自免疫失調、發炎反應，或受到細菌、黴菌的感染，但最主要還是因肥胖者的皮膚皺褶較多，尤其在腋下、乳房下方、腹部皮下、腹股溝、臀股溝等部位，因摩擦、流汗而引發的皮膚問題。

肥胖者也容易讓皮膚病纏身，常見的有以下幾種：

❶ 黑色棘皮症

是肥胖者特有的皮膚現象，會在頸部、腋下、腹股溝等皮膚皺褶處，出現黑色不痛不癢的對稱斑塊，這種現象與胰島素阻抗有關，所以肥胖者應留意第二型糖尿病的發生。

❷ 乾癬

俗稱牛皮癬，是一種全身性皮膚自體免疫的疾病，也是肥胖者容易發生的皮膚問題。乾癬的人皮膚特徵會有紅色鱗狀斑點，且有碎屑脫落，經常出現在膝蓋、手肘、頭皮與耳後等部位，有些患者會合併關節炎的症狀，又稱乾癬性關節炎。研究發現，乾癬容易發生在肥胖者身上，當 BMI 在 24 ～ 27 之間，乾癬罹患率是正常 BMI 的 1.84 倍，而 BMI 大於 30 時，風險將提升至 3.29 倍，這與肥胖組織釋放出來的發炎激素，誘導乾癬基因的表現有關。

❸ 濕疹

是肥胖者最常有的皮膚問題，發生的部位包括臉部、手肘內側、膝蓋與背部，會產生發癢的紅疹塊，久了就會使皮膚乾裂及疼痛。造成濕疹的原因，以壓力與食物最常見。飲食的改善可從血液檢測，找出產生急性或慢性過敏的食物，加以控制與調整。另外，食物中的組織胺成分，也會加劇濕疹的嚴重性，因此，濕疹發作時，應避免進食含大量組織胺的食物，包括香辣或調味重的食物，以及甲殼與貝類的海產如蝦、蟹，還有火腿、香腸等加工食品。

❹ 青春痘

肥胖者經常有青春痘的困擾，醫學稱為「痤瘡」，又叫「面皰」。這個皮膚問題來自肥胖者的脂肪層太厚，加上皮脂腺分泌過多皮脂，使毛孔狹窄，皮脂排出受阻，而發生阻塞的現象。當皮脂一塞住毛孔，而大量的細菌繁殖，就會導致毛囊發炎、紅腫，就形成「青春痘」。青春痘的原因與荷爾蒙不平衡、熬夜、壓力、飲食不當，以及腸道失衡或便秘有關，可以藉由減肥與生活調整來獲得改善。

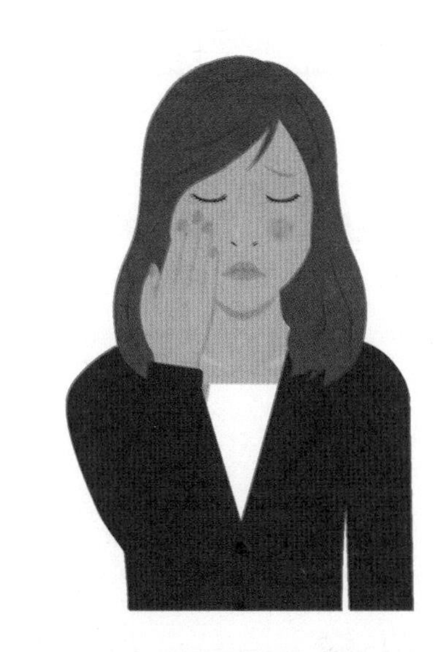

▲ 皮脂一塞住毛孔，而大量的細菌繁殖，就會導致毛囊發炎、紅腫，就形成「青春痘」。

◆ 杜絕皮膚病先從飲食做起

皮膚的修補需要各種營養素，包括必需脂肪酸、胡蘿蔔素、維生素 C、E 與鋅等。這些元素必須來自均衡的飲食，而均衡飲食要有各種不同的新鮮蔬菜、水果、蛋、魚、肉類、豆類、奶類、堅果與優質的油品，搭配在三餐之中。另外，也要有足夠的水，至少每天 2000c.c. 以上的乾淨水，可協助皮膚保濕與排毒，而乾淨水就是單純的白開水，沒有任何添加的成分與其他物質。

有些食物會加重皮膚的發炎反應，尤其對長青春痘的人應當減少奶製品、油炸食品以及含糖的甜食與飲料；有些食物也會誘發濕疹，包括容易誘發過敏的乳製品、小麥製品、紅肉、柑橘類、蛋類，必須列入飲食優先排除的食物。執行上，首先禁吃三週，觀察皮膚是否改善，若有明顯改善，可試著每隔一天加入一種食物，以確定哪些食物會引起濕疹。另外，也可以利用抽血檢查（急、慢性過敏原檢測），來找出會造成個人過敏的食物。

至於乾癬發生的原因，目前尚不明確，可能與體質與壓力有關，或腸道毒素過多、自體免疫功能失衡所引起。對於乾癬的人應避免含花生油酸的食物，如花生與花生製品（花生粉、花生醬、花生糖、花生油），而酒精也會影響肝臟的正常代謝，加重乾癬的病症，平時應注意多攝取生鮮蔬菜、水果等高纖食物，喝足夠白開水，來幫助降低身體毒素累積，改善相關的症狀。

◀ 平時應注意多攝取生鮮蔬菜、水果等高纖食物，喝足夠白開水，來幫助降低身體毒素累積，改善乾癬的症狀。

營養保健室

大多數的皮膚問題，必須配合調整腸胃的健康做起，可利用亞麻籽協助腸道的正常蠕動，促進排泄。另外可搭配益生菌來調整腸道環境，改善過敏與發炎，若使用抗生素來治療皮膚問題時，更需要補充至少 2 個月的益生菌。

病症 5 肥胖容易讓白內障和黃斑部病變找上門

現今，成年人的眼睛問題，以白內障與黃斑部病變最常見，尤其黃斑部病變是導致 65 歲以上年長者眼睛失明的主因。而白內障的形成與水晶體蛋白質受到自由基攻擊有關，使得原本透明、有彈性的水晶體失去透明感，導致視力的減退。

◆ 肥胖是助長「惡」視力的劊子手

一般而言，肥胖者的視力退化會比一般人來得快，因為肥胖者面對的氧化壓力較大，發炎蛋白（C- 反應蛋白）也容易偏高，而加速視網膜細胞的老化。如果又有視神經與視網膜血管的硬化、縮小或出血，視力就會退化得更快。遵守以下 2 點注意事項，將有助於減輕眼睛惡化：

❶ 有計畫的減肥降低失明機率

黃斑部病變好發於 50 歲以上，尤其黃斑部病變的肥胖者，更容易發生視力受損，提高失明風險。一項針對 261 名 60 歲以上輕度老年性黃斑部病變患者的研究，追蹤 4.6 年，發現有黃斑部病變的肥胖者，病情惡化的情況比正常人高出 2 倍。研究指出，腰圍較粗者，發生視力受損的機會也較高。如果，患者每週執行至少 3 次運動，可使病情惡化風險降低 25%，因此建議黃斑部病變的肥胖者應該進行減肥計畫，包括飲食和有規劃的運動。

❷ 對香菸說不，蔬果多多益善

眼睛的黃斑部（macular）是視網膜上的一個黃點，主要功能是過濾和減少光的散射，是眼睛用來防止光害的前哨站。尤其，波長在 400 ～ 500 奈米的藍光，接近紫外光，是可見光能量較高的光源，對眼睛的傷害極大，而黃斑區因含大量的葉黃素（lutein）和玉米黃素（zeaxanthin），能有效阻隔可見光對視網膜的傷害。由於眼睛受到自由基的攻擊是造成黃斑部退化的主因，而且自由基對身體的破壞無所不在，例如香菸就是自由基的發動者。流行病學調查發現，抽菸者使黃斑部退化的機率是不抽菸者的 2 ～ 5 倍，建議抽菸者要儘早戒菸。另外，飲食中的生鮮蔬果攝取不夠，或體內的血脂濃度偏高，都會增加黃斑部病變的機會。

◆ 拯救「惡」視力應該多吃植化素

在飲食方面的改善，應該加以控制飽和脂肪與甜食，同時提升抗氧化營養素的攝取，尤其胡蘿蔔素、葉黃素、花青素、多酚等植物性化學物質，用以抵抗自由基的傷害，特別是類胡蘿蔔素對眼睛的健康關係重大。

一般而言，類胡蘿蔔素依化學結構可分為兩類，一類為胡蘿蔔素（carotene），包括 α- 胡蘿蔔素、β- 胡蘿蔔素和茄紅素，主要讓植物呈橘、紅色，另一類為葉黃素群（xanthophyll），包括葉黃素、玉米黃素和 β- 隱黃素，可讓植物呈現黃色，這些成分都是植物用來抵抗陽光輻射線的重要利器。依據美國醫學學會期刊指出，平均每天攝取 6 毫克的葉黃素或玉米黃素，可降低 43%眼睛黃斑部退化的風險，尤其飲食中足夠的葉黃素和玉米黃素，能幫助眼睛避開光源對黃斑部的傷害。

而胡蘿蔔素除了對眼睛有益之外，也能抗氧化，尤其植物在進行光合作用時，扮演抗氧化、保護植物的角色。胡蘿蔔素可轉換成維生素 A，而胡蘿蔔素與維生素 A 能促進皮膚黏膜健康，幫助視覺正常，提升免疫功能。特別是維生素 A 能避免眼睛角膜變乾燥，讓眼睛不受到感染，如果缺乏維生素 A，就會造成乾眼症或夜盲症。對於現代人長時間使用電腦、3C 產品，容易損耗大量維生素 A 的情況下，保護眼睛就需要多吃富含胡蘿蔔素與維生素 A 的食物。

＊ 保護眼睛的最佳營養素

營養素	食物來源	備註
葉黃素和玉米黃素	蔬菜與水果為主，尤其深綠或深黃色的蔬菜，如菠菜、番薯葉、甘藍菜、綠花椰菜、甜菜、萵苣、芥菜、秋葵、南瓜、甜椒、玉米等。	建議日常飲食需攝取 5 種以上不同的蔬果，至少 2~3 種深色蔬菜，每份（每種）約 100 公克，這樣才能獲得每天所需的葉黃素和玉米黃素。
胡蘿蔔素和維生素 A	蛋黃、番薯、紅蘿蔔、木瓜、南瓜，以及綠葉或紅橙黃色的蔬菜。	由於胡蘿蔔素、維生素 A、葉黃素與玉米黃素都屬於脂溶性的營養素，攝食時，搭配適量油脂，讓營養吸收更好，而熟食也比生吃來得更好吸收。

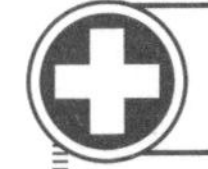

營養保健室

護眼明目的保健品中，除了常見的類胡蘿蔔素與維生素 A 之外，維生素 C、維生素 E 與硒能攻擊自由基，降低眼睛的傷害。另外，鋅元素是視網膜細胞代謝的輔助因子，可以幫助延緩黃斑部退化造成的視力減退。

5 神經與荷爾蒙失調的 6 大病症

病症 1　面臨頭痛問題真苦「腦」？

頭痛是一種症狀，經常被誤認為腦細胞產生的疼痛。其實腦組織沒有痛覺神經，頭痛主要是來自頭皮、皮下組織、肌肉、顱骨的骨膜與動脈的痛感。

◆ 解開各式各樣的頭痛問題

一般頭痛以張力性頭痛與偏頭痛最常見，張力性頭痛來自肌肉緊繃所產生，會伴隨頭頸悶痛，大多來自壓力、焦慮或姿勢不良導致的肌肉緊繃，可在頭頸與肩膀找到壓痛點，又稱肌肉收縮性疼痛。偏頭痛會伴隨噁心、嘔吐、食慾減低、怕光、怕噪音，但也不見得只痛一邊，部分原因來自視力或壓力的問題，而荷爾蒙與飲食也是其中的原因之一。

■ **以下是誘發偏頭痛常見的原因：**

❶ **荷爾蒙變化：**許多婦女的偏頭痛與月經週期有關，有些女性容易於經前或生理期引發頭痛。

❷ **飲食習慣不良：**尤其禁食、節食、跳餐（漏掉一餐）或飲食失調造成的脫水，容易產生頭痛。

❸ **止痛藥：**經常服用止痛藥的人，反而會導致頭痛不斷發生。

❹ **刺激過度：**尤其激烈運動和性活動也會帶來偏頭痛。

❺ **睡眠和壓力：**規律的生活與睡眠對頭痛患者很重要，因為「廢寢忘食」容易產生偏頭痛，「廢寢」指睡眠不足，「忘食」指漏掉餐食，就是該進餐時沒吃，還有睡得太少，都會引發頭痛。偏頭痛患者應有固定睡覺與起床時間，如果週一～五早上 6 點起床，週六、日也應保持相同的作息，任何不規律的生活習慣都會造成個人潛在的壓力，而壓力就是多數人產生頭痛的罪魁禍首。

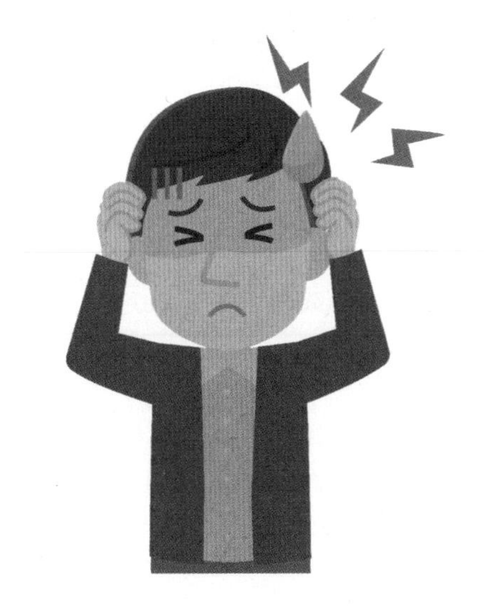

▲ 偏頭痛患者應有固定睡覺與起床時間，任何不規律的生活習慣都會造成個人潛在的壓力，而壓力就是多數人產生頭痛的罪魁禍首。

◆ 改善頭痛的飲食攻略

頭痛原來跟飲食有關係，平常可以多檢視你所吃的食物是否是引起頭痛的根源？所以，改善頭痛的飲食應從以下 4 大原則做起：

❶ 避免引起頭痛的「5C」食物

「5C」食物包括：巧克力（chocolate）、起士（cheese）、紅酒成分（claret）、咖啡（coffee）與柑橘類水果（citrus fruits）。這些食物容易引起偏頭痛，因此，偏頭痛患者應避免陳年老酒、醃製、煙燻及發酵食品，包括某些起士（如藍起士）、酒精（紅酒）、甜食（含巧克力），少喝咖啡或茶，留意調味料（味精或麩胺酸鹽）與亞硝酸鹽的食物（如香腸、火腿、培根、熱狗）。

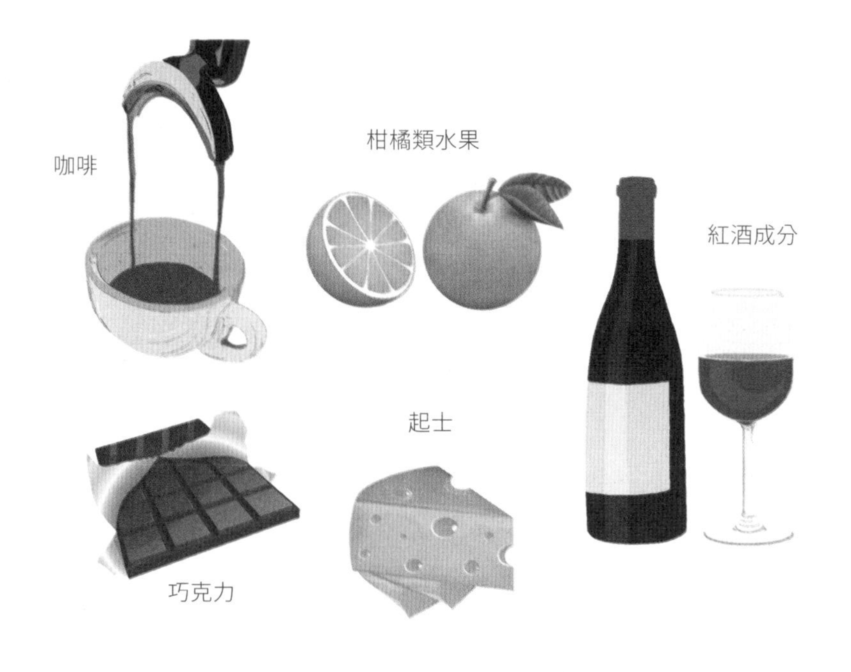

▲ 5c 食物，包含巧克力（chocolate）、起士（cheese）、紅酒成分（claret）、咖啡（coffee）與柑橘類水果（citrus fruits），容易引起偏頭痛。

❷ 頭痛多喝水

長期水分攝取不足，尤其脫水更容易引起頭痛。脫水常發生在喝酒宿醉之後，或是不常喝酒的人，一旦喝酒不慎，就容易發生頭痛。酒精本身有利尿作用，會加速腦部缺水，直接影響頭痛；酒精會抑制肝臟製造葡萄糖，使腦細胞缺少能量，而引發頭痛。除此之外，酒精也會增加前列腺素的產生，造成發炎反應，使腦部血管膨脹，這一連串的誘因，都會引來頭痛。因此，對於有頭痛的人，最好少喝酒，多喝水，且確保每天至少喝 2000c.c. 以上的水。

❸ 戒當「咖啡控」

廣告裡提到的咖啡控很有 Fu，許多人無法拒絕當咖啡控的誘惑。但咖啡因成癮是導致頭痛另一主因。經常大量喝咖啡因飲品的人，一旦減量或沒喝就容易發生頭痛，這種情況會出現在週間都喝咖啡或茶的人。一到週末假日，不喝就會產生頭痛。另外，就是愛喝咖啡或茶的人，很難每天能喝足夠的水，加上咖啡、茶的利尿作用，使得身體加速脫水，頭痛就會一觸即發，所以有習慣喝咖啡因飲品的人，要解決頭痛問題，就是戒除咖啡、茶與可樂，確實養成每天喝足夠水的習慣。

❹ 利用規律飲食來穩定血糖

血糖太低容易誘發頭痛，為了要防止偏頭痛，就要穩定血糖。如何穩定血糖？首先應避開容易影響血糖的單、雙醣食品，因為所含的糖分會使血糖快速起伏，所以應禁止高糖食品與飲料。另外，飲食不能有一餐沒一餐，這種跳餐或延餐的進食方式，容易造成血糖不穩定，也會誘發頭痛。所以，治療頭痛必須養成固定時間進餐，安排早餐在 7 ～ 9 點，中餐 12 ～ 1 點，晚餐 5 ～ 7 點之間。用餐時間約 1 小時以內，晚上 7 點以後就不再進食任何東西。只要養成這種定時定量的規律飲食習慣，不僅能穩定血糖、安撫情緒，提升睡眠品質，更能減輕壓力，協助改善頭痛的老毛病。

營養保健室

鎂有鬆弛血管和肌肉的功能，可改善頭痛，不妨多攝取富含鎂的食物，如魚類（比目魚、鱈魚、鯉魚、鯖魚、鱸魚）、杏仁、葵瓜子、黃豆、葉綠色蔬菜、小麥胚芽。鉻能協助醣類代謝，穩定血糖，可預防低血糖引發的頭痛，補充天然麥苗粉能提供大量鉻元素。

病症 2　失眠竟是飲食不良惹的禍？

現代人普遍有睡眠障礙問題，包括不能入睡、容易早醒、睡不安穩、易被吵醒，且有身心疲倦、心神不寧的情況，嚴重的話影響到日常生活和工作，也摧毀了健康。若每週發生 3 次以上，且持續超過 1 個月的失眠狀態，就是失眠症，應自己有所警覺，盡快就醫治療，如果因此讓工作效率降低或釀成大病，那就很划不來了。

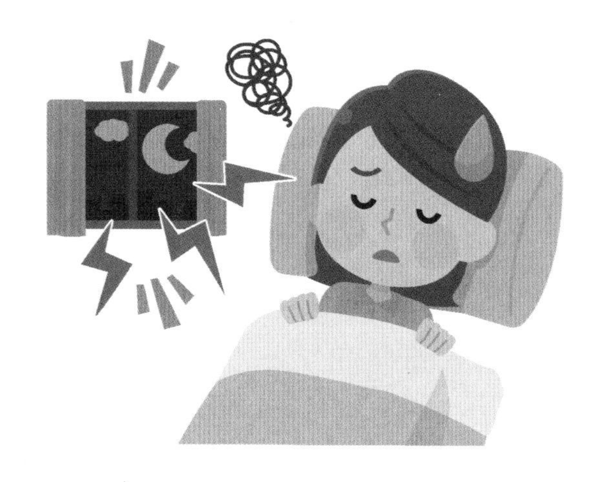

◀ 研究顯示，晚上睡不到 5 小時或失眠的人，罹患高血壓的風險比睡眠超過 6 小時且沒有失眠的人高出 5 倍，尤其肥胖者更是高血壓的高風險族群。

◆ 失眠最愛到女性和三高的胖子家作客

你也是三高的肥胖者嗎？是否經常翻來覆去睡不著，經常與失眠為伍？那是因為你體內偏差的血液成分，例如血脂、血糖、尿酸過高或貧血，都會影響身體攜帶氧氣的功能，而影響睡眠的狀況。

妳經常因為睡不飽，有熊貓眼而困擾？研究指出，有失眠問題的女性是男性的 2 倍。由於女性受到荷爾蒙的影響，因此發生睡眠障礙的機會也較多。調查發現，50%女性會因經期水腫而影響睡眠品質，另外 36%更年期和停經婦女在睡眠中有熱潮紅的現象，只要平均每週出現 3 次，且每月發生 5 天，就會妨礙睡眠的狀態。如此一來，長期失眠對肥胖、老化與健康影響很大，不僅容易造成眼袋下垂和黑眼圈，也會加快皮膚老化，身體出現疲倦、記憶減退、工作效率降低，嚴重還會造成纖維肌疼痛、睡眠呼吸中止，以及增加肥胖病的風險。

研究顯示，晚上睡不到 5 小時或失眠的人，罹患高血壓的風險比睡眠超過 6 小時且沒有失眠的人高出 5 倍，尤其肥胖者更是高血壓的高風險族群，千萬不要輕忽睡不飽的問題。

◆ 飲食不良竟是失眠的罪魁禍首

多數人認為睡眠障礙的原因，來自壓力或情緒的影響。其實，飲食習慣不良才是重大因素。這是因為現代人的生活模式造成經常有不規律進餐、晚餐延後、隨意進食等習慣，嚴重干擾到睡眠的品質，而產生睡眠障礙的問題。

研究顯示，高脂肪飲食會使睡眠混亂，當受試者攝取的脂肪愈多，整晚醒來、輾轉反側的次數就愈多，其中睡眠異常呼吸的程度也變大，而且睡覺的 REM（快速動眼期，是睡眠期間作夢時發生的狀態，主要功能為記憶建檔修復大腦。）時間較少，進而使睡眠品質下降。由此可知，胃腸消化的運作會直接影響睡眠狀況。同樣的，臨床也發現，過敏性腸症候群、消化不良與胃食道逆流等腸胃疾病經常會發生在失眠者的身上，尤其患有三高的肥胖者經常伴有失眠的困擾，這些跟失眠相關的疾病都與飲食脫離不了關係。

◆ 趕走失眠的飲食攻略

許多人輕忽睡眠障礙其實是飲食不良惹的禍，如何增加睡眠品質唯有從飲食著手，譬如避免吃太豐盛的晚餐、不要過晚進食、晚上少喝水與酒精飲品，甚至減少晚上刺激性的活動，都能協助人們擺脫失眠的困擾。在此，請留意以下的建議：

❶ 晚上 7 點後不宜進食

晚間的體溫下降，身體開始進入休息的狀態，此時荷爾蒙的瘦體素會增加，瘦體素能抑制食慾，阻止晚上過度進食。因此，愈晚進食，愈會增加肥胖與失眠的機會，加上失眠或睡眠不足也會壓制「控制食慾」的瘦體素，如此一來，肥胖與失眠就會日趨嚴重。

❷ 向咖啡因或酒精飲品說不

晚上睡前喝酒看似可以幫助入睡，但整體而言，對睡眠反而有極大殺傷力，特別是下半夜的睡眠，酒精會干擾深度睡眠，抑制呼吸，誘發睡眠時的呼吸中止。因此，建議午後應避免任何含咖啡因或酒精飲品，有助於提升睡眠品質。

❸ 晚餐應有所節制

現代人的生活模式很容易在晚餐時暴飲暴食，例如下班了應酬、請客吃飯，工作壓力大靠吃舒解壓力，不但無法舒解，可能還適得其反，影響睡眠。以下幾種地雷食物一定要避免：

- **高糖、高油是地雷食物：**晚餐不宜吃太油及精製澱粉的地雷食物，最好安排富含纖維質的餐食，增加蔬菜與雜糧穀物的分量，同時嚴禁吃消夜，尤其太晚吃東西，會對失眠造成嚴重的影響。

- **大魚大肉是地雷食物：**晚餐應避免大吃肉、魚、起士等高蛋白的地雷食物，因為這類富含酪胺酸的食物，會增加多巴胺與正腎上腺素的合成，提高警覺性，若能選擇富含複合醣類的全穀雜糧類，較有鎮定腦部與安神的效果。

- **預防夜間血糖過低：**睡覺時，大腦仍需要葡萄糖，如果血糖過低，身體會分泌荷爾蒙來調整血糖濃度。這些荷爾蒙會增加驚醒的機會，因此維持血糖穩定，能增加睡眠的平穩。不過，食物吃太多也會有不利的影響，如果太晚又餓得睡不著時，可考慮熱蔬菜湯或麥片粥等熱量低的溫熱食物。

❹ 留意臥房的電子危害

臥房不要擺設電器用品，例如電視或電腦、放映機等，因為光線會抑制身體分泌褪黑激素，而褪黑激素是調節睡眠與清醒循環的荷爾蒙，只在黑暗裡分泌，因此睡覺最好關燈，避免光線刺激視神經，傳至松果體，造成褪黑激素分泌不足，影響睡眠。另外，床頭的電子用品若含電磁石，產生的能量會影響睡眠，因此床頭最好以電池鬧鐘取代插電的時鐘或收音機，也盡可能把電器的插頭拔掉，手機或無線網路（wifi）也應關掉，以免電磁波干擾睡眠狀況。

❺ 規律運動與休息

規律運動能增加腦部攜帶氧氣與協助肌肉放鬆的作用，但睡前 2 小時不宜做激烈運動。臥房最好只用於休息或睡覺，且調整固定就寢與起床的時間。此外，臥房應注意調控舒適的溫度，同時保持空氣的流通。

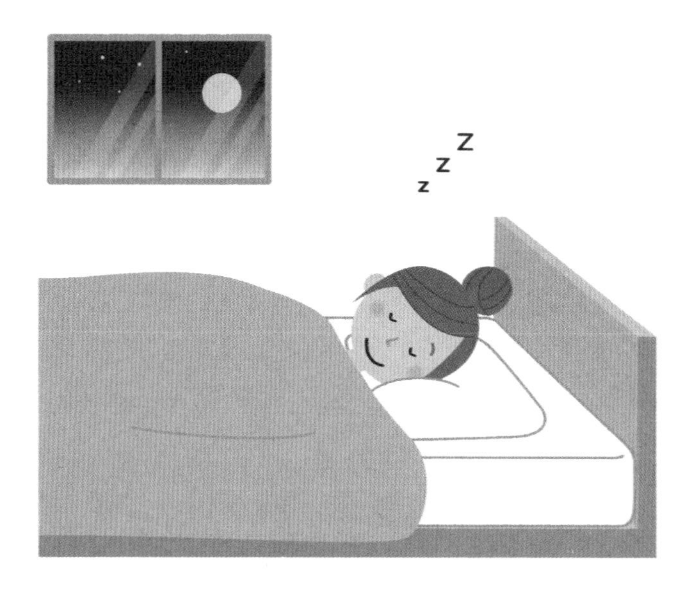

▲ 臥房最好只用於休息或睡覺，且調整固定就寢與起床的時間，臥房應注意調控舒適的溫度，同時保持空氣的流通。

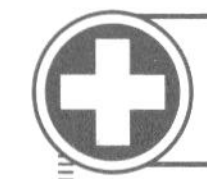

營養保健室

要睡個好眠，必須從白天開始準備。白天多做些體能的勞動，多曬太陽，多流汗；晚餐提早吃，避免難消化的食物；晚上不再碰手機與電腦；臥房少放電器；儘量 11 點前關燈上床，讓自己能睡足 7 ～ 8 小時。

病症 3　體胖不一定心寬，還容易憂鬱？

以前經常流傳的「心寬體胖」似乎已經是謬論了。根據調查發現，23.2% 的肥胖成人表示曾診斷出有憂鬱症，這個比率顯著高於正常體重的人。簡單的說，有情緒不穩或憂鬱者，容易肥胖，另一方面，肥胖者容易出現心情低落、自卑、退縮，甚至產生憂鬱或焦慮症狀。

◆ 憂鬱與焦慮的情況反應不同

大多數人對「憂鬱」(depression) 與「焦慮」(anxiety) 經常混淆不清，憂鬱是一種萬念俱灰，沒有情緒、悲傷絕望、沒有感覺的感覺，而焦慮則是擔心害怕，草木皆兵、坐立不安的感覺，一般而言，通常憂鬱的人會自責、有罪惡感、後悔過去的事，而焦慮的人則是擔心以後、還沒發生的事，由於焦慮跟憂鬱常常並存，有時也難以分辨。另外，躁鬱症患者也可能會在某一天傷心、失落，隔天又覺得自己在世界的頂端，同時會有過動、創意、誇張等舉動。

這些情緒感受產生的生理反應，連帶會造成腦部神經傳導與荷爾蒙的變化，研究指出，情緒的處理在腦部的邊緣系統，包括下視丘、海馬體與扁桃體，這些組織專門處理情緒相關的事宜。下視丘如同指揮官一樣，負責指揮這一群「荷爾蒙軍隊」，於是情緒就在這群隊伍運作中呈現出來。

＊ 憂鬱和焦慮呈現的反應

	憂鬱	焦慮
英文名稱	depression	anxiety
呈現的反應	憂鬱經常會有情緒低落、心情鬱悶，伴隨著睡不著、食慾減退，對自我信心低落。	焦慮是一種普遍的情緒感受，屬於個人心理反應，幾乎每個人都有過的經驗。焦慮往往會伴隨著生理的反應，例如：顫抖、肌肉緊繃、煩躁、心悸、胸悶、冒冷汗、口乾、頭痛、胃筋攣痙攣等，從焦慮產生的生理反應，常是重要的診斷線索。
備註	憂鬱的成因複雜，可能與腦釋放的正腎上腺素或血清素不足有關，嚴重的憂鬱症患者會有自殺傾向，因此必須尋求專業醫師的協助。	過度焦慮會抑制免疫系統，使身體容易受病菌感染，同時也會增加罹患慢性病、心臟病和癌症的機會。

◆ 緩和情緒， 先吃平穩腦部的飲食

一般由腦部產生的情緒反應，會受食物成分或營養素缺乏的影響。因此，適當飲食調理對於腦部化學物質的平衡，以及穩定情緒有所助益。可參考以下的建議：

❶ 戒除咖啡因、糖與酒精

因為咖啡因會導致自律神經調控失衡，增加失眠與心悸的機會；糖會左右胰島素的分泌與血糖起伏，加重焦慮的程度；酒精會影響腦部運作，是誘導憂慮的原因之一。這些成分也會耗損體內的維生素與礦物質，間接造成身體調節能力退化。試著 1 個月以上戒除這三樣引發焦慮的成分來源，如此就能協助改善不穩定的情緒。

❷ 規律運動有助於改善焦慮和憂鬱的症狀

每週從事 150 分鐘的運動，即使是短時間也有累積的效果。就像每週散步 15 次，或是每次 10 分鐘的伸展運動，也能產生正面的功效。

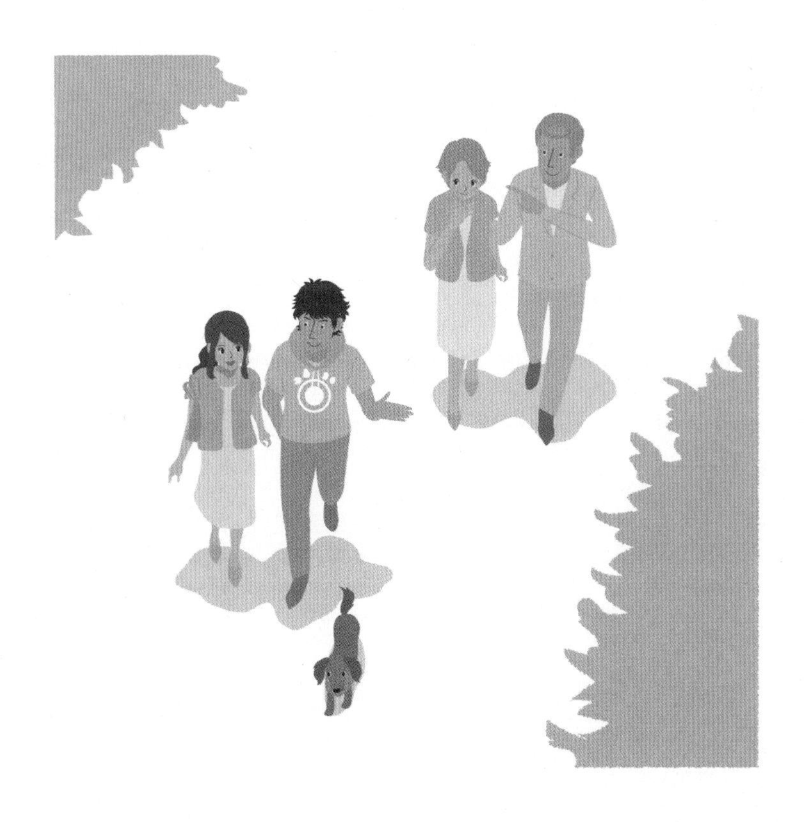

▲ 每週從事 150 分鐘的運動，例如每週散步 15 次，或是每次 10 分鐘的伸展運動，也能產生正面的功效。

病症 4　肥胖會加速睪固酮濃度偏低而導致攝護腺問題

攝護腺肥大是男性專屬的疾病，攝護腺癌也是男性泌尿道惡性腫瘤的第一名。攝護腺又稱前列腺，是男性的性腺，形狀大小猶如一顆栗子，位於膀胱出口，直腸前方，與尿道相連成男性尿道的一部分。一般患有攝護腺肥大或攝護腺癌的人經常會有排尿的困擾，例如排尿困難、頻尿、夜尿、餘尿或血尿等問題。

◆ 揭開男性攝護腺問題的原因

攝護腺肥大或攝護腺癌的發生，較常出現在 50 歲以上的男性，罹患率會隨著年齡增加而上升。偵測攝護腺癌的方式，主要測量血液的 PSA（prostate-specific antigen）。PSA 是一種攝護腺特異抗原，由攝護腺細胞製造，正常值為 4ng/mL（奈克 / 分升），如果 PSA 濃度提升（＞ 10ng/mL），可能是攝護腺癌的徵兆。PSA 含量會隨著攝護腺腫瘤增長而上升，有些專家會建議 50 歲之前，最好進行一次 PSA 檢測，以預測未來得攝護腺癌的風險。尤其肥胖男性的 PSA 濃度往往會較瘦的人偏低，這種誤差容易漏掉男性肥胖者偵測早期攝護腺癌的機會，因為肥胖本身就是罹患攝護腺癌的重要因素。

造成男性攝護腺肥大或病變的原因很多，主要與年齡、荷爾蒙變化有關：

❶ 年齡

根據估計，男性在 50 歲時，體內的睪固酮濃度只有 25 歲的 50 ～ 70%，到了 80 歲就下降至 40%以下。

❷ 荷爾蒙

荷爾蒙問題會使男性睪固酮的濃度降低，若體內的「芳香轉化酶」（aromatase）酵素活性上升時，會促使更多睪固酮被轉化成女性荷爾蒙（雌激素），使睪固酮濃度更加偏低，形成雌激素優勢（estrogen dominance），導致「陰陽」失衡，致使男性可能產生攝護腺的問題。

❸ 肥胖

肥胖者會因腹部肥大，使得腹部壓力增加，造成睪丸與攝護腺的靜脈回流受阻，進而促使攝護腺增生，這也是造成攝護腺問題的原因之一。

◆ 維護攝護腺健康的飲食調理

造成攝護腺癌變的危險因子，常見有肥胖、家族史、長期攝護腺發炎、重金屬的鎘中毒以及高脂肪飲食，其中飲食更是影響攝護腺健康的一大因素，以下飲食建議必須留意：

❶ 低脂飲食加運動

低脂飲食加規律運動能協助預防攝護腺癌的發生，甚至可減緩癌細胞的生長。經加州大學洛杉磯分校的研究證實，從 13 位體重過重者的血液與癌細胞培養的結果顯示，實驗組經過 11 天的飲食及運動控制後，其血液的雄性激素、葡萄糖及脂質濃度有顯著下降。而有飲食及運動控制者的癌細胞生長速度比未控制者降低 30%，說明了降低油脂攝取與適度運動能預防攝護腺癌的發生。

❷ 少食用烤肉、紅肉

研究指出，男性每週吃 2.5 份以上經高溫烹製的紅肉（牛肉、豬肉、羊肉），罹患攝護腺癌高出 40%，這可能因肉類烹飪過程形成的雜環胺（HCAs）與多環芳香烴（PAHs）等致癌物質，大大增加癌症的形成。

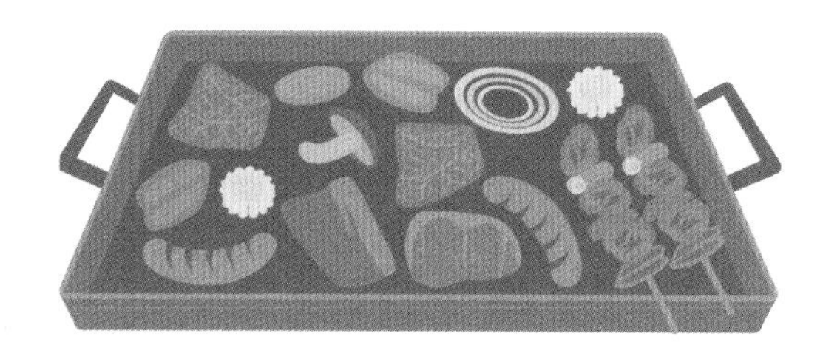

◀ 男性每週吃 2.5 份以上經高溫烹製的紅肉（牛肉、豬肉、羊肉），罹患攝護腺癌高出 40%。

❸ 多食用含茄紅素的食物

茄紅素（lycopene）可以降低攝護腺疾病的發生，番茄是被公認的首選食物之一。而富含茄紅素的食物，包括番茄及番茄製品、紅西瓜、葡萄柚、紅柿、葡萄、櫻桃、紅甜椒、紅芭樂等。

❹ 每天食用各種顏色的蔬菜

如橙黃色蔬菜的南瓜、地瓜、玉米和胡蘿蔔，以及十字花科蔬菜的花椰菜、甘藍也可減少 50%攝護腺癌的復發機會。

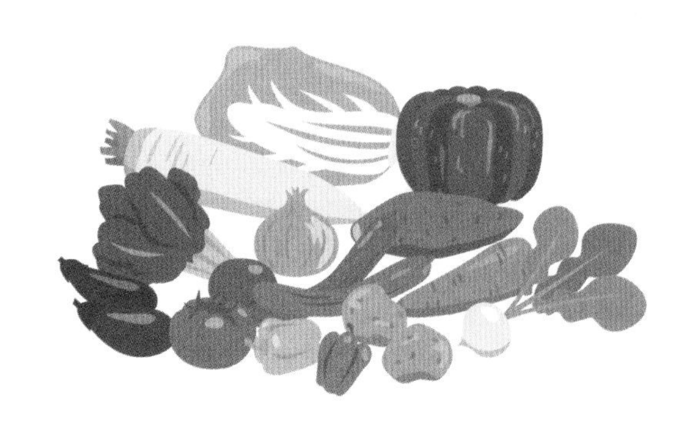

◀ 每天食用各種顏色的蔬菜，可減少 50%攝護腺癌的復發機會。

❺ 南瓜子

因含植物固醇、木質素與鋅，也被證實有保護攝護腺及減緩攝護腺肥大的功能。

❻ 黃豆

目前也是被關注的食物之一，因為黃豆含有金雀異黃酮（genistein）能降低 PSA 濃度，有助於調節荷爾蒙對攝護腺的刺激。

❼ 蔥蒜類

像是大蒜、青蔥和韭菜也是預防攝護腺疾病的好食物，這類植物含有微量元素的硒與鋅，硒能抗氧化，而鋅能防止攝護腺肥大，且增進男性的性功能。

❽ 石榴汁

加州柏克萊大學指出，每天 8 盎司（約 228 毫升）的石榴汁可避開攝護腺癌復發，主要來自石榴的鞣花丹寧（ellagitannin），能抑制芳香轉化酶，而芳香轉化酶是身體製造雌激素的關鍵酵素。由於石榴能調控雌激素，有助於防治乳癌與攝護腺癌，只要飲食中多變換不同的植物性食材，都能有效防治攝護腺癌與其他癌症的發生。

營養保健室

有攝護腺問題的人經常會有排尿的困擾，而不敢大量喝水，反而造成長期缺水，引發血壓高、尿酸高與泌尿道結石等問題，使得攝護腺疾病更加雪上加霜。因此，建議患者應減少含咖啡因的咖啡、茶以及酒類等利尿的飲品，每天喝足 2000c.c. 以上的水，盡可能白天多喝，晚上少喝。

病症 5　肥胖是導致多囊性卵巢與子宮肌瘤的罪魁禍首

多囊性卵巢症候群（PCOS）與子宮肌瘤，是婦女生殖系統最常見的二大疾病。多囊性卵巢症候群發生率佔生育年齡女性的 5 ～ 10%，而女性發生子宮肌瘤的機率更高，平均每 4 人就有 1 人。這兩種病症分別發生在女性的卵巢與子宮，尤其卵巢主控女性荷爾蒙的分泌，患有多囊性卵巢的婦女會因為荷爾蒙不平衡，產生月經不規則、多毛症、痤瘡、黑色棘皮症以及腹部肥胖等。這些症狀與高濃度的雄性激素及胰島素阻抗有關，間接影響正常排卵與身體的代謝，因此多囊性卵巢症候群不單是婦科的疾病，也是一種代謝性疾病。

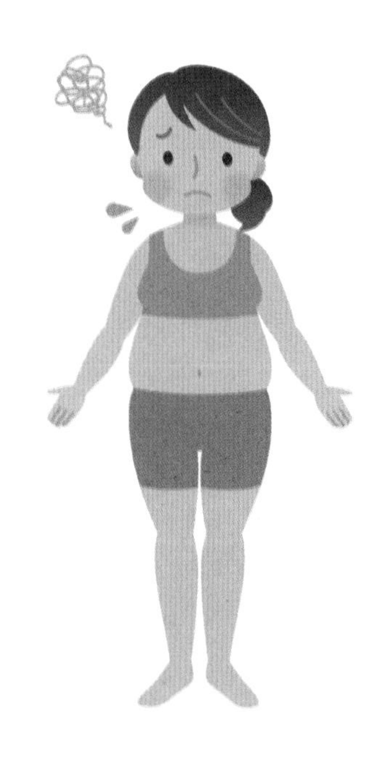

▲ 肥胖是導致多囊性卵巢與子宮肌瘤的罪魁禍首。

◆ 肥胖和多囊性卵巢與子宮肌瘤的親密關係

有多囊性卵巢症候群婦女容易發胖的原因，主要因為體內過多的胰島素，使濾泡細胞產生較多雄性激素（睪固酮），導致肝臟製造的性荷爾蒙結合蛋白減少，於是造成更多的游離睪固酮作用於細胞的接受體，抑制濾泡細胞的長大與排卵，也促使腹部大量堆積脂肪。

研究指出，30 ～ 60％多囊性卵巢患者有肥胖的傾向，50 ～ 70％有糖尿病的體質，同時身體產生的胰島素阻抗，也會加速動脈硬化、高血壓與心臟病的發生。臨床顯示，39％多囊性卵巢症候群女性的心臟血管有較高濃度鈣離子沉澱，而高達 4 成的婦女有醣類代謝異常以及血脂過高的問題。

多囊性卵巢症候群的婦女經常合併有肥胖問題，而肥胖婦女得到子宮肌瘤的機率也相對較高。臨床發現，BMI 大於 25.4kg／m^2（公斤 / 公尺 ^{2}），罹患子宮肌瘤的機率是一般人的 2.3 倍。而這些由子宮肌肉細胞產生的良性腫瘤（肌瘤），可藉由超音波來診斷與追蹤。專家建議患有這些相關疾病的婦女，應加強體重管理，因為減肥能有效降低多囊性卵巢症候群與子宮肌瘤的發生。

◆ 調控荷爾蒙平衡的飲食調理

許多人認為有卵巢問題或子宮肌瘤的婦女應該避免含雌激素的食物，包括黃豆、豆腐、豆漿、黃豆芽等，其實這種觀念不完全正確，因為雌激素並不是造成卵巢或子宮問題的唯一因素，其他如個人體質、遺傳、代謝、壓力、飲食、內分泌等，都可能造成卵巢或子宮的問題。事實上，美國波士頓大學研究發現，適當攝取黃豆（大豆）類食物與子宮肌瘤發生沒有相關性，甚至某些體質的人攝取豆類食物，反而能抑制子宮肌瘤的增長。

一般雌激素的來源除了身體合成之外，外來的雌激素也有合成、動物與植物性等來源，這些不同來源的雌激素所產生的作用與身體的接受體有關。一般而言，雌激素的接受體有 ERα 與 ERβ，而乳房、卵巢與子宮內膜的接受體主要是ERα，特別是合成的雌二醇與動物性的雌激素，能快速與ERα、ERβ接受體結合，但過多的結合可能會刺激乳房與卵巢細胞，增加罹患乳癌、卵巢癌的風險。

相對的，另一種植物性的雌激素，包括異黃酮、木酚素與香豆素等成分，只與身體的ERβ接受體結合，不僅能與ERα受體競爭，進行拮抗作用，也能避免乳房、卵巢細胞受到過度的刺激。因此植物性食物提供類似植物性荷爾蒙的來源，包括各種豆類，例如黑豆、紅豆、綠豆及黃豆製品的豆腐、豆漿，與山藥、葛根等根莖類食物，還有當歸、人參、茴香、紅花苜蓿等藥草或香料植物。只要適當攝取，並不會對子宮肌瘤造成影響，且對乳房與卵巢也有保護的作用。建議只要按照一般人的攝取量，例如每天豆漿可攝取240～480c.c.，盒裝豆腐1～2盒，且多種食材經常變換，就無需顧慮天然食物會對身體造成的傷害。

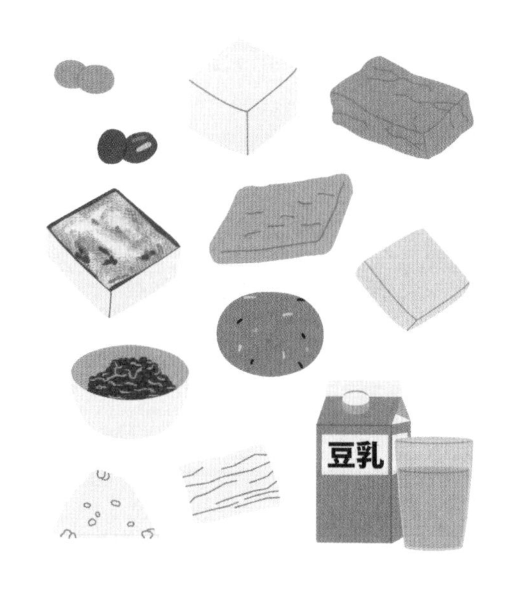

▲ 豆類製品建議只要按照一般人的攝取量，且多種食材經常變換，就無需顧慮天然食物會對身體造成的傷害。

◆ 減肥可享瘦， 又可根本的解決問題

女性朋友要改善多囊性卵巢症候群或子宮肌瘤的問題，其實減肥才是解決問題的根本。因為肥胖會干擾荷爾蒙的平衡，加速糖尿病與心血管疾病的發生與嚴重性，如果體重能減輕 5 ～ 7%，各種相關的問題都可獲得改善。在減重策略上，可以培養健康的生活型態為主，飲食調理應注意營養均衡。可參考 P.127 CHAPTER 3 首席營養師的完整減重計畫。

❶ 選擇有益健康的粗糙全穀食物

增加攝取糙米飯、五穀雜糧飯的機會，減少攝取精製澱粉類的食物，例如白米、麵食、麵包及加工製品如蘿蔔糕、鬆餅、蛋餅等。

❷ 攝取多種類的蔬菜

每餐最好能搭配多種顏色蔬菜，至少 2 ～ 3 種，只要餐食有足夠的纖維質，就能避免熱量囤積，提升醣類與脂肪的代謝。

❸ 多攝取 omega-3 脂肪酸的食物

增加富含 omega-3 的食物如深海魚、堅果類或優質油品的攝取，減少攝取飽和性脂肪（如豬油、椰子油）以及反式脂肪的食品（如糕餅、油炸物）。

❹ 增加低脂蛋白質的食物來源

食物包括如豆類、蛋、魚、瘦肉等，且多加變化食物種類，使得飲食均衡，以利控制熱量，達到減重的效果。

❺ 養成規律的運動

運動必須每次 30 分鐘以上，每週 3 次以上，才能使多囊性卵巢的體質獲得明顯改善。

病症 6　停經後的 BMI ＞ 25 會增加 60%以上得乳癌的機會？

乳癌，是女性常見的疾病之一。根據世界衛生組織 WHO 統計，全球乳癌新增病例，平均每 20 秒就有 1 名女性被診斷為乳癌。以 2012 年為例，約有 167 萬名婦女診斷為乳癌新增患者，佔全球癌症人口的四分之一，而台灣乳癌也是婦女癌症發生的第一位，死亡率的第四位。

◆ 抽菸、 酗酒、 肥胖者是乳癌最愛的三姊妹

為什麼乳癌的發生率這麼高？尤其台灣婦女罹患乳癌的年齡比歐美國家提早 10 年，好發年齡在 45 ～ 55 歲。這除了有年齡、家族史的因素之外，乳癌的發生跟生活環境、飲食型態以及肥胖、抽菸、酗酒有關。

❶ 抽菸等於慢性自殺

飯後 1 根菸，並不會快樂似神仙，反而容易讓癌症找上門。根據研究顯示，抽菸婦女比從不抽菸的婦女容易得乳癌，因為香菸是致癌物，香菸的尼古丁會產生荷爾蒙失衡，造成脂肪集中在腹部，而影響身體的代謝。甚至在抽菸婦女的乳房體液中，發現香菸的代謝產物。

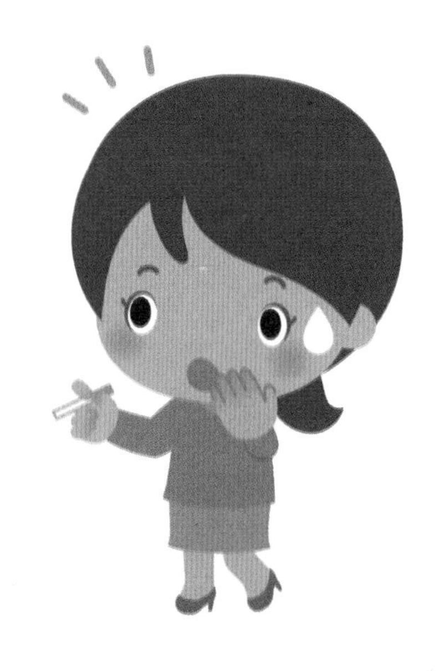

▶ 抽菸婦女比從不抽菸的婦女容易得乳癌，因為香菸是致癌物，香菸的尼古丁會產生荷爾蒙失衡，造成脂肪集中在腹部，而影響身體的代謝。

❷ 酗酒會促進腫瘤生長

另外，經常喝酒的女性，體內會生成更多雌激素，雌激素會刺激乳房組織增生，加上酒精代謝產生的乙醛，也有致癌性，兩者加成會促進腫瘤生長。在此建議香菸與任何的酒類（啤酒、紅酒、烈酒），女性朋友最好少碰。

❸ 肥胖提高乳癌發生率

雌激素是助長乳房病變的助燃劑，因為脂肪組織會轉成分泌雌激素的來源，不僅提高乳癌的發生率，也會使乳癌復發與死亡率提升。尤其婦女在更年期之後，卵巢分泌的雌激素急速下降。此時，雌激素的來源就由脂肪組織主導，這使得體重過重或體脂肪較多的女性，大大提升乳癌發生的機會。因此，長期的體重控制能有效降低婦女癌症的發生機會，最好遵循 P.127 CHAPTER 3 首席營養師的完整減重計畫來減肥。

◆ 造成纖維囊腫的原因

另一種受到女性荷爾蒙影響的乳房疾病，則是纖維囊腫，經常發生在年輕女性的身上，主要原因來自雌激素分泌過多或黃體素分泌太少，使得乳房組織產生不規則形狀的結節。纖維囊腫通常會在月經來臨前的症狀最為明顯，腫塊也會隨之變大，經常在乳房兩側且多個，也會合併悶痛、脹痛或壓痛，好發於乳腺部位，尤其在乳房外側上方四分之一處最明顯。由於纖維囊腫不是真正病理變化，而是受荷爾蒙的影響，因此乳房纖維囊腫不是乳癌的徵兆，不過有乳房纖維囊腫的婦女，往後得乳癌的機率仍比沒有纖維囊腫的人高，需要每年定期追蹤檢查。

◆ 對抗乳癌的飲食攻略

飲食與乳癌的發生關係密切，除了香菸、酒和肥胖之外，西式飲食常吃的大量肉類與甜食，也會造成停經後體重過重（BMI > 25）的婦女，增加 60%以上罹患乳癌的機會。

一般西式飲食的內容，包括精製穀物的麵條、白麵包與白米，以及紅肉、加工肉品、油炸物（薯條、薯餅與各種派）與甜點，這與健康均衡飲食常吃的全穀、蔬菜、水果、豆類、家禽與魚等食物，大不相同。不過，究竟哪些食物與乳癌的發生有關？

❶ 紅肉、乳類和加工食品過量

研究顯示，年輕女性若食用過多高脂的動物性食物，尤其紅肉和乳類，可能會增加罹患乳癌的風險。專家也提出一些看法，例如紅肉的大量飽和脂肪和膽固醇，會促成癌症的發生；另外，加工肉品的漢堡或培根、火腿、熱狗含的磷酸與亞硝酸鹽，也會有致癌的風險。

從上方的說明，仍無法證明紅肉對健康有直接的傷害，目前仍歸因於愛吃紅肉會提升罹癌的機率，可能與相關的行為有關。事實上，研究發現，愛吃大量紅肉的人，蔬菜會吃得少，較不愛運動，且多有抽菸、喝酒與體重超重的狀況。其實，專家也認為適量紅肉對於健康仍有所幫助，尤其營養素中的蛋白質與鐵、鋅、維生素 A、B_1、B_2 含量都很豐富，只是建議 1 天攝取量不要超過 2 份（約 80 公克），一週攝取限制 2 ～ 3 次，留意烹調時，儘量降低烹調的溫度，少使用碳烤、燒烤或高溫煎、炸的方式，可以避免過多致癌物質的雜環胺（HCAs）與多環芳香烴（PAHs）的產生，因此最好少吃燒烤的肉類或 BBQ 的食物。

❷ 甜食過量

攝取過多甜食也會增加乳癌的風險，因為高糖飲食會導致發炎反應。研究顯示，體內的糖會與蛋白質產生糖化反應（glycation），形成的糖化終產物（AGEs）會造成氧化壓力和慢性的發炎反應，加上過多糖分會打亂胰島素分泌，誘發身體產生一連串不正常的反應，這就是「糖風暴」的殺傷力，不但使內臟脂肪堆積，形成脂肪肝，也產生胰島素阻抗與慢性細胞發炎，還有腸道菌相的劣化，免疫力變差，加速助長癌症的引爆。

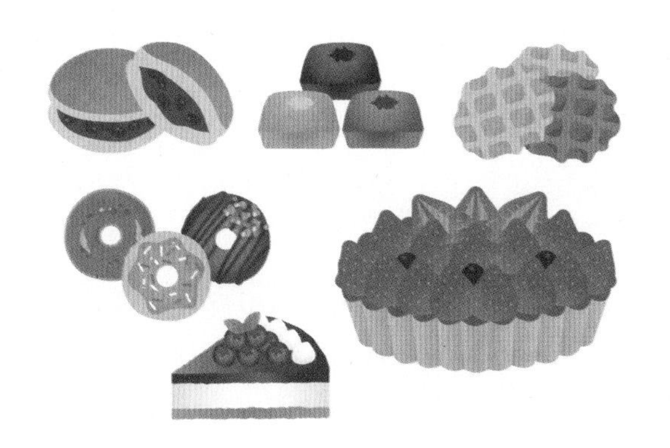

◀ 攝取過多甜食也會增加乳癌的風險，因為高糖飲食會導致發炎反應。

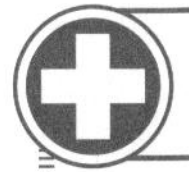

營養保健室

預防乳癌飲食方面，有以下 4 個重點：

❶ 採用低脂肪飲食，利用少油烹調，且避免油炸、燒烤與高脂的食物。

❷ 適量攝取肉類食物，儘量避免紅肉、加工肉品與動物脂肪。

❸ 多攝取各種蔬菜與植物性的食物，如十字花科蔬菜、深綠葉蔬菜、番茄、乾豆類與黃豆製品等，有助於減少乳癌風險。

❹ 嚴格控制甜食與避免高精製食物的飲食。

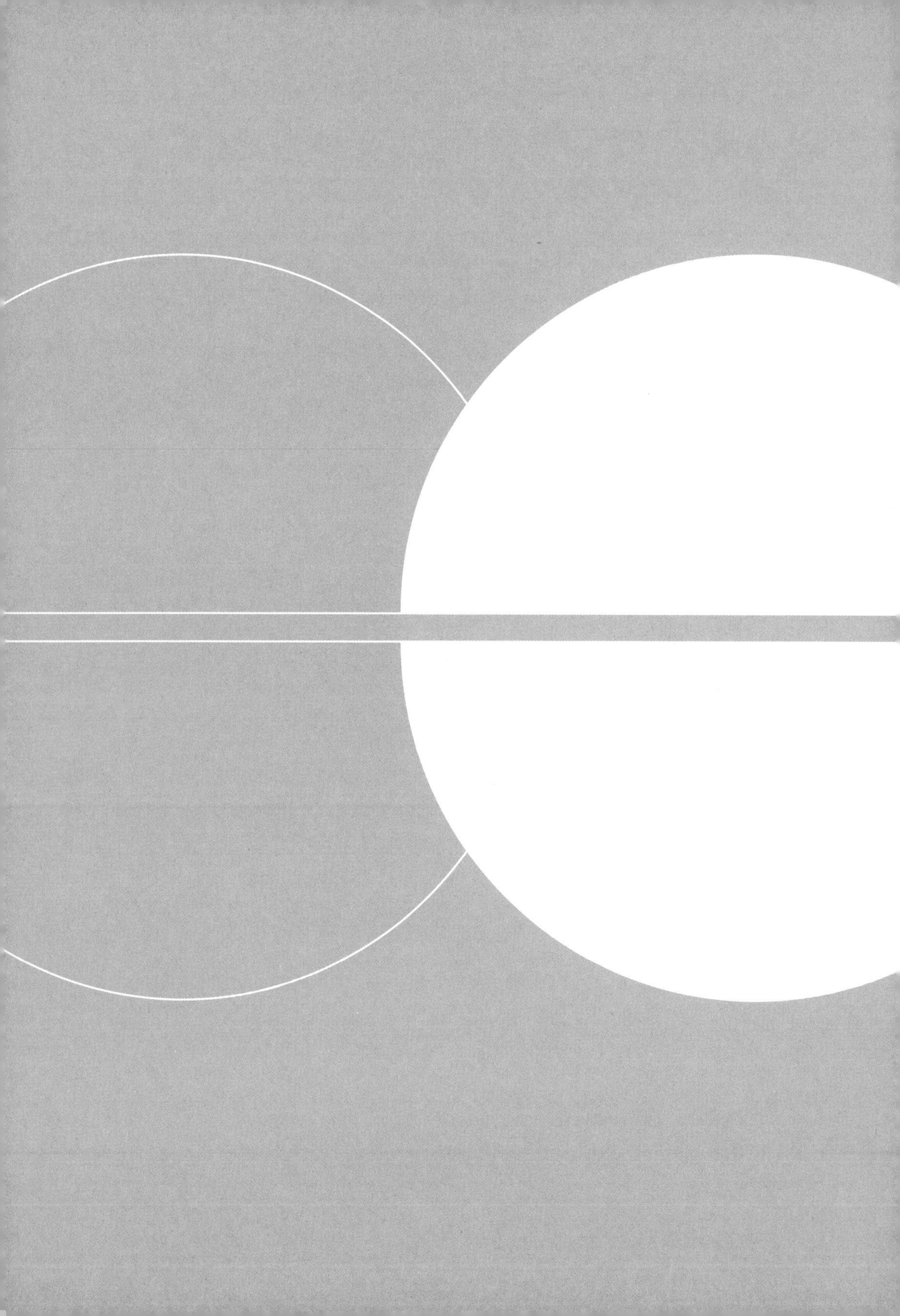

CHAPTER 3

首席營養師的完整減重計畫

01 加強肥胖風險的評估

執行減重前，首先必須了解個人肥胖程度與肥胖病的狀況。除了測量體重、體脂肪以及估算 BMI 與量測腰圍之外，考慮做一次全身的健康檢查也是有必要，因為肥胖病會隨著肥胖的時間、程度而擴大，唯有利用監測身體的狀況，才能有效遏止肥胖症的蔓延。

肥胖形成的肥胖病以新陳代謝症候群最常見，新陳代謝症候群是三高（高血脂、高血壓、高血糖）的前奏，主要由肥胖所引起。而新陳代謝症候群的診斷指標有 5 項，當中若有 3 項異常，就是有新陳代謝症候群的問題，其中以腹部肥胖與新陳代謝症候群的關係最為密切。

＊ 5 項診斷新陳代謝症候群的指標

腰圍	過高（男≥ 90cm，女≥ 80cm）
三酸甘油酯	過高（≥ 150mg/dL）
高密度脂蛋白（HDL）	偏低（男＜ 40mg/dL，女＜ 50mg/dL）
血壓	過高（≥ 130/85mmHg）或服用降血壓藥物
空腹血糖	過高（≥ 100mg/dL）或服用治療糖尿病藥物

研究發現，腰圍愈粗者愈容易罹患成人型（第二型）糖尿病，尤其腰圍超過 100 公分的男性，罹患糖尿病機率是正常人的 12 倍。新陳代謝症候群是一種典型肥胖病的組合，除了會誘發高血脂、高血糖、高血壓等三高症狀之外，長期下來，也會使動脈硬化疾病危險增加 2 ～ 3 倍，也會產生自律神經失調、脂肪肝、眼壓高等問題。

現代人容易有體重過重與肥胖的問題。為了要控制肥胖的流行，擺脫肥胖引起的肥胖病，必須定期做身體健康檢查，常常監控個人的體重，且對自己的腰圍嚴格把關。除了不斷加強個人肥胖風險的評估，最重要的，就是必須把自己的體重控制下來。

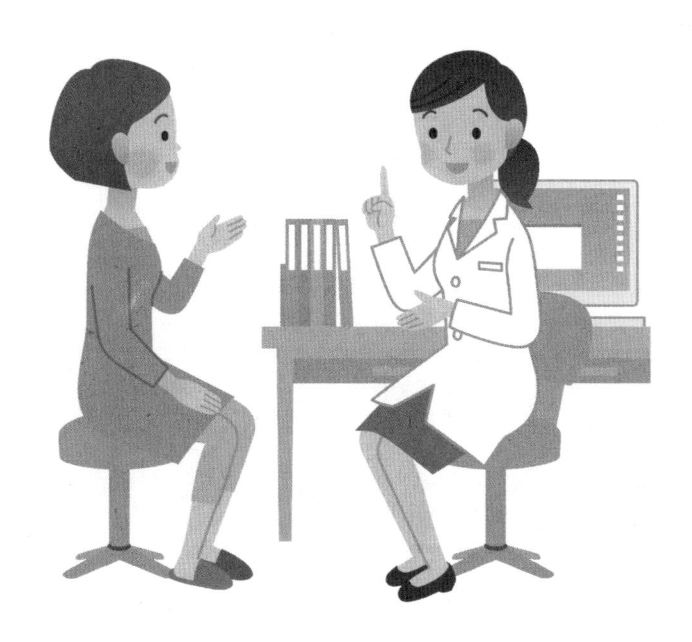

▲ 為了要控制肥胖的流行，擺脫肥胖引起的肥胖病，必須定期做身體健康檢查，常常監控個人的體重。

02 為何減了肥又容易胖回來？

現代人的減肥方法千奇百怪，大多來自個人的經驗分享，短期瘦身固然很吸引人，但卻無形傷害了健康。

多年來，在健檢的營養評估與諮詢中，接觸許多減肥的顧客。他們喜歡跟著各種流行的減肥方式減重，即使減輕體重，但卻對身體的狀況沒有多大改善，有的很快又在很短的時間內胖回來。這些人的減肥方式不僅對健康無益，更會加重心血管疾病與肝膽的問題。其實減重的目的，還是在於讓減肥者獲得身體健康，且養成良好的飲食習慣，來達到瘦身與自信的目標。然而不論任何的減肥方式，基本上，都必須遵循下列 4 大原則：

❶ 減輕體重需要控制攝取食物的熱量。

❷ 搭配運動來減輕熱量的堆積，讓人對食物控制較有彈性。

❸ 飲食與運動兩者應並駕齊驅，讓產生的效果更好、更持久。

❹ 過度嚴格控制食物，會造成飲食的不均衡與暴飲暴食，反而使體重起伏變大，並且容易復胖，一旦體重又胖回來，就會讓減肥更加艱鉅。

◆ 輕鬆有效的享瘦 3 要素

減重需要吃得好，也要動得適宜，才能達到長期控制體重的目的。尤其在飲食控制方面，必須有滿足感和飽足感，千萬不要使自己陷在一個「吃得少又不會瘦」的窘境，因為飢餓無法讓減肥持續，反而造成事倍功半，最後無疾而終。在此，減肥者必須掌握下列飲食的 3 大重點，才能讓減肥變得輕鬆又有效。

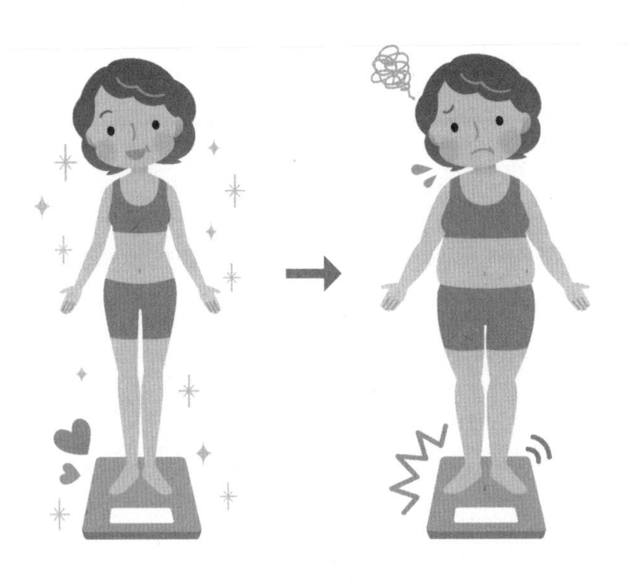

▲ 過度嚴格控制食物，會造成飲食的不均衡與暴飲暴食，反而使體重起伏變大，且容易復胖。

❶ 植物性食物不可少

多選擇天然高纖的食物，如糙米、蔬菜與豆類，注意飲食要有變化，讓不同食物的組合，達到各種感官（視覺、味覺與嗅覺）的刺激，使人產生滿足感，想要持續執行。減肥者若經常只吃一、兩種食物，即使有利於控制熱量的攝取，但也容易引起暴飲暴食或營養不良的情況，因此飲食多樣多變，不僅可使營養提升，新陳代謝轉好，食慾獲得滿足，更能讓減肥者有持續的意願。

❷ 捨棄早餐絕對瘦不了

不要以為捨棄早餐，就有助於減肥，其實這是錯誤的觀念。根據研究指出，定時吃早餐的人，能有效控制晚餐攝食的行為，包括吃消夜或延長進食的時間。研究也指出，早餐有助於減肥者減少飲食中脂肪的攝取，且避開零食或食物吃多的機會，相反的，對於長期不吃早餐的人，身體的新陳代謝會減慢，同時也會影響腸胃的正常機能，讓身體的體能減退。

❸ 多喝水享瘦沒煩惱

身體所有的生化作用，都隨時需要依賴水來執行。單就身體處理食物的水解步驟來看，就一定需要水參與，包括蛋白質分解成胺基酸，或組成特定的蛋白質，以及脂肪顆粒分解成脂肪酸的過程，若沒有水就無法執行。而且身體組成含有 75%以上的水，良好的水代謝就代表身體的代謝正常順暢，所以每天水要喝夠，才是成功減肥的關鍵，如果水喝不夠，減肥就會註定失敗。

喝水也要有計畫性的喝

養成每天喝水的習慣，是需要規劃的，最好有時間表，不能隨性想到再喝，也不要等到口渴才喝。建議安排的時間如下：

❶ 空腹喝水最沒負擔：最好在餐前 30 分鐘與餐後 1.5 ～ 2 小時之後，不僅可幫助食物代謝，也可解決因食物分解所消耗的水。另外，可安排早上起床至少喝 500c.c. 的水，以彌補長時間睡眠造成的缺水，同時刺激一早排便的好習慣。

❷ 運動前、後也要多喝水：能幫助運動時順利排汗，以及達到燃脂的功效。避免喝任何飲料或咖啡、茶、湯來取代水，應該多喝乾淨的水才行。

03 掌握減肥成效的關鍵

每個減肥者都很在意自己減重的成效，有些因素的確會影響減重的成果。有時減肥者訂定的目標太高，也會讓減肥效果不如自己預期，不過，有些可以事先預防，但有些也可能難以改變，例如性別、年齡或老化。在此，提出影響減肥成效的 3 大關鍵，來協助減肥者加以防範與調整，使得減肥計畫能更加順利，過程也能變得輕鬆自在。

關鍵 1 不輕易聽信坊間流行的減肥方式

許多流行的減肥方法即使有效，但長期執行可能對健康產生一些負面影響，例如低醣飲食、低油飲食或是生酮飲食。這些藉由嚴格控制某一種營養素的飲食方式，很難長期維持減重的成效。其中，以「吃肉不吃澱粉」的方式，最常被人使用，主張減肥者可以大量吃肉，能讓體重減得多，又瘦得快，這種完全迎合現代人愛吃肉的飲食方式，的確會讓許多人趨之若鶩。

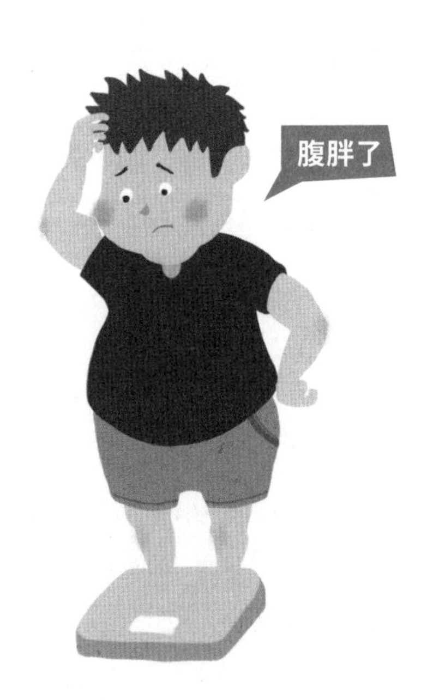

❶ 吃肉減肥會增加身體負擔

研究證實「吃肉減肥」很難讓減重的成效得以維持，只要一停止執行，就會使身體儲存更多脂肪，造成容易發胖的體質。除此之外，減肥者每天攝取大量肉類的蛋白質，身體會產生過多的含氮廢物與尿酸，而增加肝、腎的負擔，加速骨質流失。

❷ 多肉少菜會惡性循環

如果再沒有攝取足夠的蔬菜、水果與全穀食物，就容易導致腸胃失調、便秘，使得身體的健康可能全面瓦解，而且執行期間也容易產生暴飲暴食與體重起伏的惡性循環，如此一來，減輕的體重很難不再回升。

關鍵 2　有過敏體質者，需解決過敏的問題

減肥者本身若是過敏體質，體重較容易起伏，若沒加以控制，體重也會逐年增加。長期過敏會使腸胃功能衰退、影響免疫與循環系統，產生消化不良、脹氣、便秘、腹瀉，甚至出現身體腫脹、疲累、黑眼圈、頭痛、煩躁與情緒不穩等問題。

❶ 少吃容易引起過敏的食物

食物經常是引發過敏的主因，容易引起過敏的食物有奶、蛋、小麥、玉米、酵母、黃豆與堅果，這些食物往往也是患者愛吃或常吃的食物；又或經常只吃某一類食物的人，身體也會因偏食而造成食物代謝不良，進而產生過敏反應。因此，改善過敏的最佳方式，就是從個人飲食中去除過敏的食物，同時也將所有的加工食品一併戒除，以天然新鮮的食物為主。為了避免讓過敏者日後再發，建議會引起過敏食物最好每隔 3、4 天輪替一次，可讓這種具有減敏功效的「輪替飲食」，能夠協助過敏者解決因過敏產生的發胖問題。

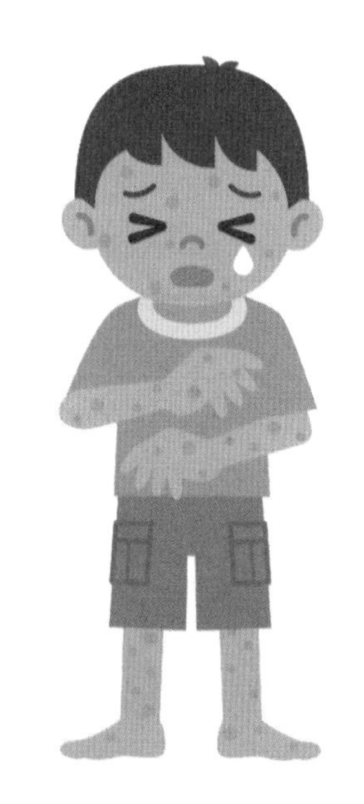

▲ 少吃會引起過敏的食物。

❷ 應找出過敏源

過敏者必須找出自身的過敏原，同時對過敏的食物嚴禁 90 天，至少 3 ～ 6 個月，之後每 3 ～ 4 天再增加一種食物，以少量方式漸進添加，且留意個人的反應，一旦過敏又發作，就需要再停吃 3 個月以上。在觀察期間，也要對同一類的食物保持警戒，如果對小麥過敏的人，可能也會對大麥、燕麥、裸麥過敏。因此，最好考慮以小米、糙米或薏仁代替。

關鍵 3　不要忽視年齡老化的重要因素

年齡與身體老化是造成體重逐年增加的因素，年過 40 歲，人的身體就會容易發胖，因此中年人想要減肥，防止發胖形成，就在於提升身體的新陳代謝率與調控荷爾蒙的平衡。

❶ 克服年齡問題就在提高新陳代謝率

什麼是新陳代謝率？從營養學指出，新陳代謝率主由身體的基礎代謝率決定，而基礎代謝率是指在室溫下，人清醒中，又不做任何事的情況下，身體所需的能量。

每個人的身體都有一套基礎代謝率，來提供身體基本運轉所需，而新陳代謝率與身體肌肉含量多寡有關，因為肌肉就是身體新陳代謝主要執行的場所，如果體內脂肪增多、肌肉減少，就會降低身體的新陳代謝率。研究指出，20 歲以後，每 10 年身體就會降低 5%的基礎代謝率，相對的，沒有運動的婦女，平均每 10 年會流失將近 3.5 公斤的肌肉。因此，年過 40 歲的人，即使飲食習慣沒改變，也會因為肌肉流失，造成發胖的情形，如果又面臨更年期的過程，女性更會因荷爾蒙的改變，肌肉很難維持住，相對的，脂肪會不斷囤積。建議年過 40 的女性，可利用新陳代謝率的評估方式，來了解身體發胖的情形。

新陳代謝率的評估方式

身體新陳代謝的調控主要在於甲狀腺功能，當年齡大時，甲狀腺功能會減退，新陳代謝率也會隨之降低。利用甲狀腺功能的測試，可間接評估身體新陳代謝的狀況。

❶抽血評估甲狀腺功能：測量甲狀腺功能可由抽血檢驗得知，當甲狀腺素太低或促甲狀腺激素（TSH）濃度偏高時，即為甲狀腺功能減退，此時也代表身體的新陳代謝正走下坡。

❷利用基礎體溫測試：基礎體溫可預測是否有新陳代謝偏低的傾向。建議一早醒來，自己測量 3 ～ 7 天的體溫。對於未停經的婦女，最好在月經來的第 2、3、4 天測量；至於停經的婦女，可選任何時間測量。測出的基礎體溫如果低於華氏 97.6 °F（攝氏 36.4°C），就可能有甲狀腺功能低下的情形。而甲狀腺功能低下的人，偶爾也會有沮喪、月經不規則、便秘、皮膚乾燥、疲倦、怕冷、頭痛等症狀。

❷ 延緩老化就必須調控荷爾蒙的平衡

許多女性會面臨甲狀腺功能衰退與發胖的問題，尤其 40 歲過後，即將進入更年期的女性，更會因為女性荷爾蒙明顯衰退，而男性荷爾蒙的睪固酮提升。脂肪大量堆積肚子，造成腰部變粗、腹部肥大的體型，使得肥胖對身體的危害變大。

壓力也是造成荷爾蒙失衡的因素，壓力過大時，身體的腎上腺皮質醇（糖皮質素或可體松 cortisol）會上升，而血清素（serotonin ）則下降，讓情緒變得憂鬱、焦躁不安。若長時間處在高腎上腺皮質醇的濃度下，就易形成虎背熊腰的體型，不僅讓體態走樣，也會造成脂肪堆積與血糖代謝的問題。而長期偏低的血清素則會加重憂鬱、焦躁、失眠，以及嗜好甜食和暴飲暴食等情況，因此荷爾蒙的變化會影響體重週期的起伏，以及情緒與睡眠的穩定，長期會造成體重增加。如果壓力持續不斷，高腎上腺皮質醇含量會抑制免疫功能，提高生病的機會，也會誘發高血壓、癌症的發生。

對於處於壓力的肥胖者，執行減肥計畫時，應該回歸正常的生活作息，最好從正常進食三餐做起，避免引發暴飲暴食或隨意吃零食，讓壓力更大，減重的成效也難以呈現。另外，必須加上規律運動，才能緩解壓力，配合有氧運動與肌力訓練，加速達到燃燒脂肪、強化肌肉與提升新陳代謝的三重功效。

任何減肥者不論是否面對年齡、荷爾蒙或壓力等問題，只要身體有一套良好的新陳代謝系統，長期控制體重一點也不困難！許多人常有一個錯誤的觀念，就是做運動是年輕人的事，其實大家要認清一個事實，年齡愈大，愈不能停止運動。最好 20 歲以後，就應該養成規律運動的習慣，因為運動能有效解決年齡、荷爾蒙或壓力所造成的問題。

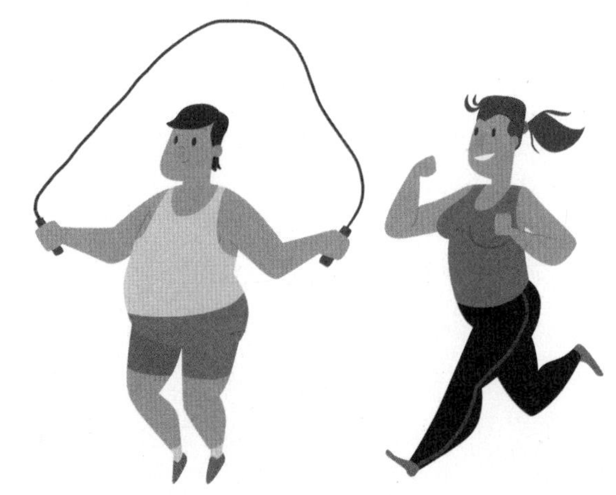

▶ 運動並非年輕人的事，年齡愈大，愈不能停止運動，最好 20 歲以後，就應該養成規律運動的習慣。

破除 6 大減重飲食的迷思

以下 6 種迷思，是許多人在減重過程中時常感到疑惑的。有心要減重的人，可以先釐清觀念：

❶ 你真的相信任何神奇速成的減肥方法嗎？

減重商品經常會吹噓「只要使用 X 產品，想吃就吃，也能讓你的體重減 X 公斤！」對於這種奇幻不實的想法，減肥者早該覺醒了，因為各種極端、短期的減肥方式，只會讓人陷在飢餓與大吃的糾纏中，最終會導致營養不良、失落與厭倦。而任何神奇有效的減重，說穿了就只是一個限制熱量（包括抑制食慾）的噱頭罷了。其實減肥應該是一種漸進的過程，每週減 0.5 ～ 1 公斤，對於任何承諾能快速減重的方式，都不是真的。

❷ 吃素真的就比較健康嗎？

多數人認為吃素是健康飲食的方式，這與素食者與肥胖、糖尿病與心臟病的比例偏低有關。然而，許多人不知道素食不一定代表低脂或低熱量，甚至容易造成營養不均衡。因有人會把起士、麵包以及水果、甜湯當成素食的基本食物，或者吃太多加工食物，反而會讓人吃進更多的熱量，也未必可獲得身體所需的營養。

素食須從多種蔬菜如紅、黑、黃、綠、白等各個顏色的蔬菜，包括菇類、海藻等，成為每餐的重點，且搭配全穀類或水果，以及乾豆類、豆腐、堅果等食物，以獲得足夠的蛋白質與營養素，如此才能讓人健康吃素又能減重。

❸ 那些被吹捧的「超級好食物」一定要多吃嗎？

有些研究會吹捧某種食物的好處，例如黑巧克力、紅酒、橄欖油、酪梨與堅果等，這都是曾風行一時的超級食物。這些食物即使有特色與優點，但長期大量攝取，對身體也會造成不健康的影響。

其實有很多食物對健康有益，但不代表吃越多，就越好。因為，食物都有熱量，所含的營養也已既定。不能因某種食物好，就毫無忌憚的吃，因為從食物來的熱量一旦增加，就會對身體造成負擔。更何況，即使再完美的食物，也無法提供身體所需的各種營養素。

其實飲食中多吃有益健康的食物本是好意，但「節制」才是整體健康飲食規劃的一部分，事實上，沒有所謂的超級食品，任何食品對健康的效益在於整體飲食的架構，然而變換不同的食材，對整體健康的幫助才大呢！

❹ 你知道不吃澱粉（米飯）是一種迷思嗎？

「吃飯會胖，不要吃飯。」這是現代人共同的迷思。許多人以為白飯會發胖，就吃麵條、麵包、水果、餅乾或其他精製的穀物，像是五穀粉、蘿蔔糕、各式餃類或包子，這些食物反而會造成發胖。

其實米飯才是提供餐食飽足的關鍵，因為吃飯才能讓身體得到滿足感。如果可行，每天飲食至少要有一餐吃米飯或雜糧飯。千萬不要把飲食的醣類完全去除，它是身體主要能量的來源，而糙米、五穀飯、雜糧穀物、全麥麵包、燕麥、薏仁等，都含高纖維和豐富的維生素 B 群，能提供身體的代謝所需。

❺ 完全不吃脂肪其實是種謬論？

減肥者經常會怕吃油脂，因為每公克的脂肪含 9 大卡熱量，是蛋白質與醣類所含熱量（每公克是 4 大卡）的雙倍，多吃的確會讓人發胖。因此廠商就推出一些低脂或無脂的食品，例如低脂餅乾、無脂沙拉醬等，引來一群想減肥的人蜂擁搶購。

其實低脂或脫脂的產品不見得對減肥有幫助，何況脂肪也並不是壞東西，除了過量會造成熱量囤積外，脂肪是身體細胞的成分之一，人體需要脂肪來幫細胞做好代謝的工作。尤其在減肥的過程中，脂肪特別重要，脂肪能提升飽足感，增加脂溶性維生素A、D、E、K的吸收。如果脂肪攝取太少，飢餓感會讓減肥者更有壓力。減肥者若能使用優質的油脂，例如橄欖油、芥花籽油、苦茶油、芝麻油以及堅果、種子類，反而能讓減肥減得輕鬆又健康。

❻ 完全拒吃發胖食物卻讓減肥更易失敗？

我想問問，有人會因怕體重增加，而完全拒吃甜食或是讓人高興的食物嗎？若有人說：「會。」我讚賞這種毅力的確令人佩服，但如此舉動，卻不見得對減肥有利。

其實完全拒絕自己喜歡的食物，只會讓減肥更容易失敗，因為對食物的嚴格禁止，只會徒增對食物的渴望，而引來暴飲暴食或吃零食的機會。所以，不要放棄自己愛吃的食物，只要適量即可。尤其減肥者在面對高熱量的食物，只要一點小揮霍，不要過度放任就可以，甚至可以把甜食和健康結合，例如將少量融化的巧克力淋在草莓上，或添加一些巧克力碎片到燕麥裡，餐後偶爾吃點甜食，這些都能增添減重的樂趣，讓減肥的計畫更加持久。

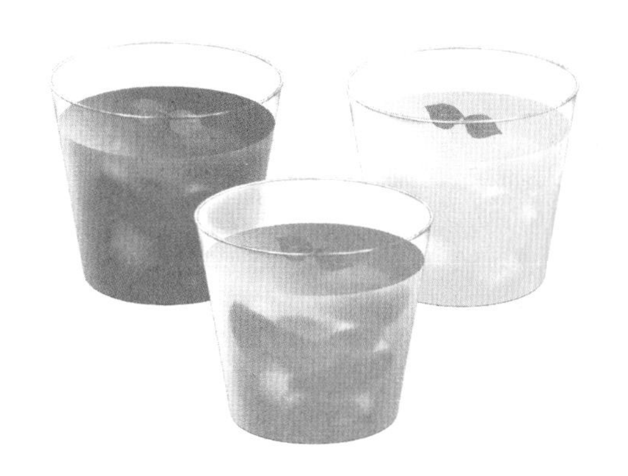

◀ 對減重的人而言，嚴格禁止食物，只會徒增對食物的渴望，而引來暴飲暴食或吃零食的機會。所以，不要放棄自己愛吃的食物，只要適量即可。

04 選擇均衡的減重飲食

破除錯誤的飲食觀念，選擇均衡的減重飲食，是完美減重策略的一大重點。簡單的說，均衡的減重飲食就是均衡的吃蔬菜、水果、非精製穀物、魚類、豆類、橄欖油，以及利用當地當季的時令新鮮食物所烹煮的飲食，且符合每天吃六大類食物的原則。在此利用食物分量的分配基準，來協助減重者輕易掌握每天攝取食物的均衡性。對於減肥者，可參考每天攝取基本食物分量與熱量分配如下表。

＊ 均衡減重飲食的食物分配基準

	全穀類	蔬菜類	水果類	奶類和肉類
熱量比例	30～45%	15～20%	10～15%	各 10%
分量	米飯 4～8 份	3～5 份	2～4 份	各攝取 2～3 份
建議量	至少 1～2 碗	1.5～2.5 碗	1～2 碗	奶類 2～3 杯以及 肉類 0.5～1 碗

我們從表中可以了解，如果平日較少使用奶製品的人，奶類攝取 1～2 份（1～2 杯），肉類則提升至 3～4 份（1～1.5 碗），也就是動物肉的分量，1 天不要超過 4 份。若奶類加上動物性食物（魚蛋肉）最好控制在 6 份左右，而植物性食物（包括米飯、蔬菜、水果與豆類）1 天至少 4 碗以上。大略估算，一般人每天可以吃 9 碗的食物量，而減肥者每餐最好控制在 3 碗以下的食量。

除此之外，油脂與其他甜食約各佔熱量 5%，包括烹調油、沙拉醬以及速食用油，其實現代人攝取食物所得的油脂已遠超過這個建議量，為了讓均衡的減重飲食更符合健康功能，在此強調平衡飲食的 4 個重點：

❶ 每天吃最多的食物應以雜糧穀物為主，少吃精製的穀物食品如麵食、麵包。

❷ 多吃蔬菜，且攝取的分量比水果多。蔬果需經常變化，多利用食物顏色與不同烹調方式做搭配。

❸ 多以豆類或堅果取代奶或肉類，魚或海鮮類每週考慮吃 2 ～ 3 次。

❹ 少吃紅肉及加工肉品，能有效控制飽和性油脂，且使用天然優質的油品。

◆ 減重者必須熟悉進餐的原則

除了提升飲食的健康性之外，針對減重者，給予以下每餐進餐的 5 大原則，減重者務必遵守。

❶ 每餐控制精製澱粉的食物，以攝取全穀食物為主。

❷ 每餐控制食用油在 1 ～ 2 茶匙（小匙）。

❸ 選擇橄欖油，少用沙拉醬拌沙拉，以及減少豬油、奶油或氫化油的使用。

❹ 每餐限制肉類在 2 份以內，最好只吃單種的肉類，例如中餐吃雞，晚餐吃魚，並且少吃碎肉食品。

❺ 選擇多種的蔬菜，至少每餐 3 種蔬菜，而水果只吃新鮮水果，不喝果汁。

05 善用多吃也不胖的訣竅

學習一些飲食的減重訣竅，可以讓減肥者天天吃得豐富、滿足，而且吃多也不會發胖。切記！想要吃多而不發胖，你的飲食必須掌握這 4 個訣竅：

訣竅 1 早餐是一天中最寶貴的一餐

早餐是一天最重要的一餐，千萬別漏掉！早餐的英文「breakfast」，直接翻譯就是打破（break）禁食（fast），也就是從前一天的最後一餐，間隔 10 ～ 12 小時後的第一次進食。這種機會相當寶貴，可讓休眠的身體重新吸收營養，讓身體的運作持續下去。

早餐就像火星塞一樣，能引燃身體能量持續正常的運作，當人體初醒，肝臟儲存的肝醣燃料幾乎已經燃燒殆盡，為了讓身體火源不斷持續燃燒，早餐則是非常重要的關鍵。至於早餐的選項和組合的原則如下：

❶ 選擇高纖的五穀雜糧

包括雜糧穀物的粥品（熱粥）、麥片、全麥麵包、雜糧饅頭，或者根莖類的地瓜、玉米、南瓜、馬鈴薯。

❷ 適量的蛋白質來源

除了穀類，蛋白質也是不可或缺的來源，蛋白質豐富的食物例如鮮奶、優格、豆漿、堅果或蛋、肉、起士等。

❸ 至少有 1 ～ 2 種蔬果

早餐至少要吃 1 ～ 2 種蔬果，若能再搭配幾種水果或蔬菜，就可使早餐變得優質又有變化。

❹ 不吃單調重複的早餐

早餐要注意食物內容的變化，不要單吃同一種類的食物或相同組合的早餐，這種早餐根本不利於身體健康與代謝。

❺ 吃早餐的時間很重要

至於早餐時間的安排，最好在 7 ～ 9 點之間，太晚吃早餐對於三餐規律進食的好處，一點也沒有幫助，也不利於體重的控制。

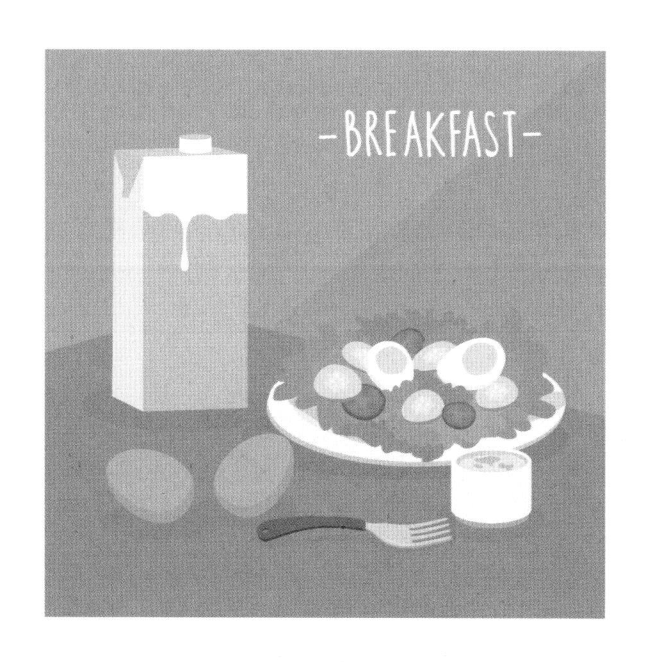

▲ 除了穀類，蛋白質也是不可或缺的來源，蛋白質豐富的食物例如鮮奶、蛋、肉、起士等。

＊ 早餐範例

食譜 1	主材料	建議分量
核果麥片粥	麥片、核果、鮮奶、蜂蜜	1 ～ 1.5 碗
煎蛋	蛋、油	0.5 碗
水果拼盤	蓮霧、鳳梨	1 ～ 1.5 碗
食譜 2	主材料	建議分量
地瓜稀飯	地瓜、稀飯	1 碗
肉鬆豆腐	嫩豆腐、肉鬆、蔥末、醬油	0.5 碗
燙青菜	空心菜、蒜末、橄欖油	0.5 ～ 1 碗
當季水果	蘋果	0.5 ～ 1 碗
食譜 3	主材料	建議分量
台式米粉湯	米粉、肉絲、綠豆芽、韭菜、高湯	1 ～ 1.5 碗
涼拌小黃瓜	小黃瓜、蒜末、調味品	0.5 ～ 1 碗
當季水果	香蕉、芭樂	0.5 ～ 1 碗
食譜 4	主材料	建議分量
玉米捲餅	捲餅、玉米粒、起士	1 碗
苜蓿芽沙拉	苜蓿芽、葡萄乾、油醋醬汁	1 碗
當季水果	奇異果	0.5 碗
豆漿	豆漿	0.5 碗
食譜 5	主材料	建議分量
時蔬炒烏龍麵	烏龍麵、肉絲、蔬菜、油、調味品	1 ～ 1.5 碗
紫菜蘆筍捲	紫菜、蘆筍、美乃滋	0.5 ～ 1 碗
當季水果	自選（火龍果或莓果類）	0.5 ～ 1 碗

＊ 碗的容量＝ 240c.c.

訣竅 2　自製清爽豐富的一餐

對現代人而言，晚餐正是放鬆大吃的一餐，不過晚餐若能早一點吃，或者餐後與家人一起走路運動，對於全家的體重控制會很有助益。

對於早、午餐經常外食的家庭，晚上最好有人下廚，來製備晚餐。晚餐的菜色應以不同顏色的蔬菜為主，多吃可讓身體覺得輕鬆、舒服的食物。菜色儘量講求清淡、少油，且變化不同的烹調，來提升飲食的樂趣，像蔬菜除了涼拌、清炒之外，也可拌入沙拉中或煮成火鍋，製成各式的湯品，這都是變化飲食的重點。此外，加上搭配或替換不同的主食，例如沙拉配麵包、濃湯配義大利麵、粉絲配火鍋，經常巧思變化，讓三餐變得豐富又不單調。

其實豐盛的飲食絕非一定要有魚有肉，而是一種富含變化的多樣性飲食，晚餐不要吃太多肉類，特別是高脂肪的紅肉如牛、豬、羊、鴨，還是少吃一點。如果飯後想來點甜食，不妨以水果為首選，但不要吃過多，因為它只是附餐。另外，晚餐也可選擇富含色胺酸（tryptophan）的食物，像火雞肉、鮪魚、香蕉、無花果、優格，都是經常被列為可幫助入眠的好食物。

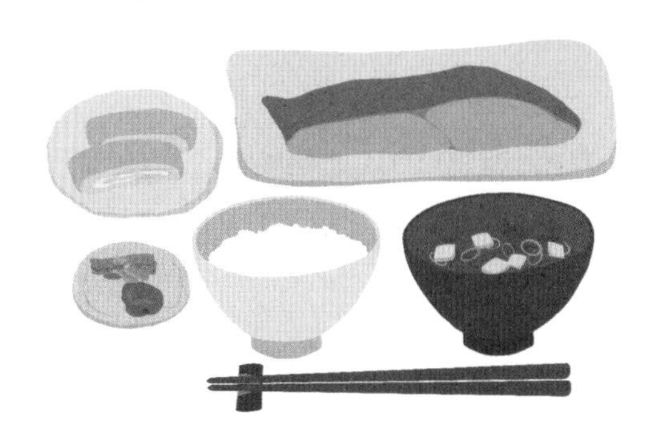

◀ 晚餐的菜色應以不同顏色的蔬菜為主，多吃可讓身體覺得輕鬆、舒服的食物，菜色儘量講求清淡、少油，且變化不同的烹調，來提升飲食的樂趣。

＊ 減肥餐範例

餐別（A組）	食譜	主材料	建議分量
早餐	牛奶燕麥粥	鮮奶、燕麥、綜合堅果、蜂蜜	1～1.5 碗
	水果拼盤	香蕉、小番茄	1～1.5 碗
中餐	洋蔥豬柳	洋蔥、豬肉	每道菜約 0.5～0.7 碗
	炒什錦蔬菜	蛋末、胡蘿蔔、茭白筍、油	
	清炒花椰菜	花椰菜、油	
	海帶芽湯	海帶芽、高湯	
	胚芽米飯	胚芽米	飯 0.5 碗
晚餐	薑絲蒸鮮魚	薑絲、鮮魚	每道菜約 0.5～0.7 碗
	毛豆燒豆腐	豆腐、毛豆、胡蘿蔔、油、調味品	
	炒菠菜	菠菜、油	
	蘿蔔湯	白蘿蔔、高湯	
	薏仁米飯	薏仁、胚芽米	飯 0.5 碗
餐別（B組）	**食譜**	**主材料**	**建議分量**
早餐	全麥饅頭	全麥饅頭	1 個
	蔥花蛋	蛋、蔥花、油	0.5 碗
	燙青菜	大陸妹	1 碗
	豆漿	豆漿	0.5 碗

餐別（B組）	食譜	主材料	建議分量
中餐	杏鮑菇雞	杏鮑菇、雞肉	每道菜約 0.5～0.7 碗
	炒三色彩椒	彩椒、小黃瓜、木耳、油	
	燙秋葵	秋葵、醬油	
	黃豆芽湯	黃豆芽、蔥花、高湯	
	胚芽米飯	胚芽米	飯 0.5 碗
晚餐	清蒸蝦	明蝦	每道菜約 0.5～0.7 碗
	芹菜炒豆干	豆干、芹菜、胡蘿蔔、油	
	燙高麗菜	高麗菜、調味醬汁	
	金針湯	金針、高湯	
	米飯	胚芽米	飯 0.5 碗

餐別（C組）	食譜	主材料	建議分量
早餐	雜糧麵包	雜糧麵包	1 個
	地中海沙拉	花椰菜、番茄、玉米粒、調味醬	1 碗
	南瓜濃湯	南瓜、牛奶	1 碗
中餐	肉絲炒米粉	米粉、肉絲、高麗菜、胡蘿蔔、香芹、油、調味品	每道菜約 0.5～0.7 碗
	家常滷味	滷蛋、豆皮、調味品	
	燙青江菜	青江菜	
	枸杞絲瓜湯	絲瓜、枸杞、高湯	
	紫米飯	紫米、胚芽米	飯 0.5 碗

餐別（C組）	食譜	主材料	建議分量
晚餐	煎里肌肉	里肌肉、油	每道菜約 0.5 ～ 0.7 碗
	清蒸茄子	茄子、調味品	
	炒龍鬚菜	龍鬚菜、油	
	黃瓜大骨湯	大黃瓜、大骨湯	
	地瓜飯	地瓜、白米	飯 0.5 碗

＊ 碗的容量＝ 240c.c.

訣竅 3　養成細嚼慢嚥的習慣

細嚼慢嚥對現代人而言，是一件不容易做到的習慣。尤其是「10 個胖子 9 個吃得快」，卻又經常喊肚子餓。此時，細嚼慢嚥對減肥的幫助，似乎超出想像。

在此，舉例一個減肥個案：小吳是一家公司的主管，經常應酬，也愛吃美食，因此體態肥胖，經常疲憊不堪，嚴重影響健康與工作。在某次的諮詢中，我提及「細嚼慢嚥」能改善肥胖，恢復健康。於是，他下定決心，規定自己每口食物必須咀嚼至少 30 ～ 40 下，竟成效驚人。他的食量降到以前的一半，半年後，體重也減到 70 公斤，從此之後，他不但吃少量食物即可滿足，精神也更有活力。

太多肥胖者由於進食速度快，經常狼吞虎嚥，在食物未充分咀嚼，就吃進不少食物，但是食慾卻無法感到飽足。這種情況源自口腔咀嚼的時間過短，迷走神經仍處於興奮狀態，使得食慾持續亢奮。另一方面，大腦食慾中樞也尚未輸出停食的信號，一旦血糖濃度已經升高，當大腦輸出停食信號時，已經吃下過多食物。這就是胖子吃快會胖的原因。

細嚼慢嚥對身體的好處多多

為什麼建議減重者在飲食上必須細嚼慢嚥呢？下面幾個理由讓你更了解！

❶ 刺激舌頭的味覺神經與促進唾液酵素的分泌。

❷ 增加消化酵素與食物接觸，減輕胃的磨碎過程。

❸ 刺激大腦活化腦細胞，增加下顎咀嚼肌的運動，幫助修飾臉型。

這些好處對現代人而言，相當寶貴，難怪美國健康提倡者霍勒斯弗萊徹（Horace Fletcher）大肆倡導「Don’t just bolt your food. Every bite of food should be chewed 32 times to give every tooth of mine a chance.」，就是「別再囫圇吞棗了，讓口腔的 32 顆牙齒都有工作的機會」。請每一口食物咀嚼 32 下，把食物充份的咬細，再吞下！

訣竅 4　掌握吃甜點卻不發胖的訣竅

甜點幾乎無人不愛，尤其正餐後的甜點，對餐點的滿足感，總有加分的效果。但是對於經常吃甜點的人而言，會隨著甜點的變化過於單調，而要求吃更多的甜點，到時也會造成甜點上癮的另一個隱憂。以下技巧能讓人享受甜點時，不容易上癮，也不會發胖。

❶ 建議特殊的節日或時機再享用。

❷ 三餐飯後，甜點可隨即享用，不要當零食或點心，會對身體傷害較大。

❸ 餐後保留胃的空間，將甜點配合特殊場合享用，以增加吃的樂趣。

❹ 如果個人有意願，可利用減肥的機會，把吃甜點的嗜好戒了吧！

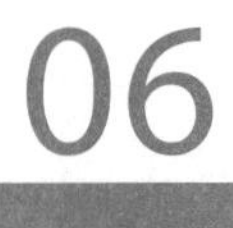

幫健康存本的運動計畫

運動是減肥計畫的重要一環，不僅能幫助減重，更能帶來許多好處。其中以步行的獲利最大，因為走路無需使用任何器材，且人人都會，受傷的機會又低，一旦養成習慣，對健康的效益極大。

1 你應該知道的步行運動 7 大益處

如果把健康比喻成一本存摺，我們需要日積月累的存錢，才能讓存摺有足夠的金錢可以使用，要存錢就要賺錢（獲利）。而我們的健康就像這本存摺，靠著調整生活習慣和運動，就可以獲利，為健康存夠本。而步行運動對我們的健康有 7 大益處。

❶ 強化心臟血管

步行能降低 50%以上心血管疾病的發生，幫助降低血壓以及調整好與壞的膽固醇，同時也能減緩病症的惡化。步行能挑戰身體攜帶氧的能力，使心臟與肌肉功能增強，幫助心臟每次打出更多的氧氣，使心跳速率變慢，減輕心臟的負擔，例如馬拉松長跑選手的心跳，每分鐘約 40 ～ 50 下，是運動對心臟功能增強的表現。

❷ 調節胰臟分泌功能

步行能強化胰島素分泌，降低高血糖，預防糖尿病。研究顯示，規律運動能減少罹患第二型糖尿病的機會。引發這類糖尿病的原因，大多不是體內的胰島素不足，而是肝臟與肌肉組織無法利用胰島素所造成的，因此規律的步行，能防治這一類型的糖尿病發生。

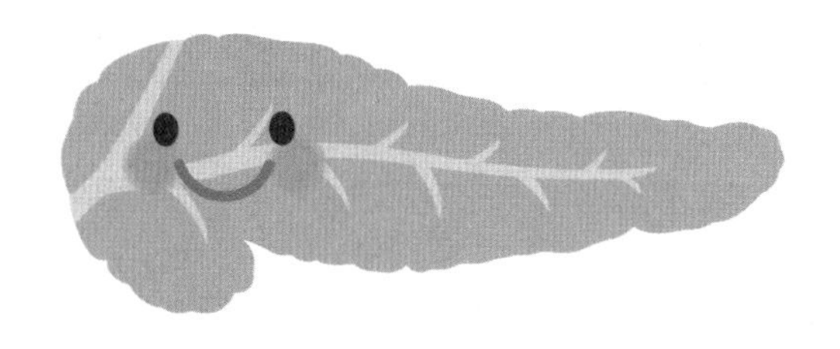

▲ 步行能強化胰島素分泌，降低高血糖，預防糖尿病。

❸ 增強淋巴免疫功能

步行可提升免疫功能，尤其大腸癌、乳癌和攝護腺癌患者，以及有癌症家族史的高風險族群，只要從事步行的運動，就能有效預防各種癌症的發生。而步行對於淋巴系統的增強扮演重要角色，由於淋巴系統是身體重要的免疫與排毒的器官，例如淋巴結內有各種與免疫相關的白血球，能防禦入侵的有害物質，而淋巴循環也是輸送血漿蛋白流通全身的主要管道，能協助清除血漿中不好的蛋白質，例如壞膽固醇（LDL）與有毒物質，以維持身體全面的健康。

你不能不知！淋巴系統對身體很重要

人體有「血液」與「淋巴」兩大循環系統，血液負責營養的輸送，淋巴則負責廢物毒素的處理。

當血液從心臟打出，會順著兩條途徑運送到全身，一條是動靜脈的循環系統，另一條是淋巴系統。循環系統的血液，主要是輸送氧氣與養分給細胞，而淋巴系統內的淋巴液，則在於移除細胞的廢物。一般而言，淋巴液循環會比血液循環還慢。事實上，全身淋巴液循環 1 天只循環 1 次。

淋巴系統是身體的防禦堡壘，由依附在動靜脈的細小血管組成，管內含的淋巴液約 15 公升，送往各器官組織。淋巴系統包括淋巴管、淋巴液、淋巴結以及淋巴組織和器官，其中淋巴結可充當過濾器，全身有六百多個淋巴結，主要是過濾淋巴液的細菌、病毒與微生物，而在淋巴結內有各種白血球，這些白血球的種類繁多，有顆粒球、單核球、巨噬細胞、淋巴球、T 細胞、B 細胞等，主要攻擊有害病毒、細菌和黴菌，因此淋巴系統又稱為「免疫系統」，對於身體防禦與排毒的功能身負重任。大部分的淋巴系統多位於小腸，特別是腸繫膜與腸壁之中，約佔免疫系統的 75%。如果腸胃功能失調，就會造成免疫機能下降，一旦淋巴系統出了問題，體內的防禦與排毒功能也將失利，身體就會產生疾病。

淋巴系統與循環系統不同，循環系統必須依賴心臟收縮，打出血液流通全身，而淋巴系統則依賴肌肉收縮，促進淋巴液的流通。如果肌肉收縮減退，淋巴液的流通也會變得遲緩。一旦淋巴液的循環停滯，身體的毒素與細胞廢物就無法清除，身體將會造成嚴重的傷害。淋巴循環能有效運送體內的蛋白質，通常淋巴液含有將近 50%血漿蛋白，是輸送血漿蛋白流通全身的主要管道。正常情況，淋巴系統能協助清除血漿中不好的蛋白質，例如壞膽固醇（LDL）與有毒物質，運送到左上胸的胸管，進入血流，完成整個淋巴系統的循環。如果淋巴系統出了問題，血中蛋白質就無法有效運送到細胞，過多蛋白質就會留在淋巴管內，造成身體的腫脹或水腫問題。

如何強化淋巴的循環？利用適度運動來強化肌肉收縮，促進淋巴液的流通，進而有效清除細胞廢物、血液斑塊、壞膽固醇，以及外來毒素與細菌，能讓身體保持良好的循環與免疫能力。採用的運動方式除了步行，肌力鍛鍊、吊單槓、跳躍動作等，都是促進淋巴循環的好方法。

❹ 強化骨質及預防骨鬆症

步行可啟動骨質合成的機制，增加骨質密度。尤其年過40歲的女性，每年會以0.3～0.5%速度流失骨質，而女性一旦停經，骨質流失也會增至2～3%，且持續10年以上。根據統計，女性一生可能會流失35～50%骨質，男生約25～30%，因此每個人都需要利用規律運動或步行來留住骨質，預防骨鬆症的發生。

❺ 協助減肥與抗壓

步行能幫助減肥的原因之一，就是強化體重控制的意念，加上運動能增加肌肉，提升新陳代謝率，與協助食慾的管控，對減肥的幫助的確不少。根據日本一項研究指出，每週5天從事10～15分鐘步行，及10分鐘肌力訓練，持續3週後，基礎代謝率平均增加200～300大卡，為什麼運動能影響身體的新陳代謝呢？一般而言，20歲之後，每10年的身體基礎代謝率會減少5%，若沒有運動習慣的人，也會比同年齡的人流失更多肌肉，大約10年內，會流失3～4公斤的肌肉組織，然而運動卻能保留更多肌肉，維持身體的基礎代謝率，只要代謝率愈高，就愈能消耗身體多餘的熱量，達到有效控制體重的目的。尤其年齡大的人，更需要用運動來維持體重與身體機能，因為60歲的腿部肌肉強度會比20歲衰退60%，而運動能減緩腿的退化速度，維持身材，提升睡眠品質，對生活感到滿意。醫學證實，運動能提升腦內嗎啡，減輕壓力與憂鬱，讓人心情改變，擁有幸福的愉悅感。

❻ 加速身體代謝與排毒

步行能加速身體流汗，幫助皮膚排毒，現代人若能經常流汗，確實有益健康。皮膚有「第三個腎臟」之稱，當皮膚排汗時，能排除體內的殺蟲劑、化學溶劑、重金屬、尿素、乳酸等毒素，即使汗液內只有1%毒素，高達99%的水，但皮膚卻能把身體最不容易排除的廢物清掉。多數人不喜歡流汗的感覺，加上環境中到處都設有空調設備，很難讓身體有流汗的機會，長期下來，會導致毒素累積，加速身體老化，而提早發生退化性的疾病。

其實上帝創造夏天是為了讓人們大量流汗，來排除秋冬累積的毒素，若能運用天然資源再搭配運動，不僅能促進流汗排毒，也能增進皮膚循環，帶動營養，滋潤肌膚，讓皮膚煥然一新，保持光澤亮麗。對於排汗後皮膚的清潔，洗澡最好使用刷子輕刷，除了把皮膚毛孔的廢物刷掉之外，也能促進皮膚血液的循環。

❼ 幫助胃腸消化與排便

運動必須配合喝水，來提高健康的效益。由於運動能促進心臟輸出更多的氧，而水則是輸送帶氧紅血球的交通工具，幫助氧氣進入細胞時，能啟動能量的代謝，促進身體機能的運轉。另外，水也能安撫腸胃，降低腸胃因為脫水產生的飢餓不適，促進腸胃蠕動，幫助腸胃消化與排便。因此運動的好處（尤其步行），是能調整腸道功能，減少血栓形成，對於壓力大的人，也能減輕腸胃與心血管疾病的風險。只要規律運動，尤其步行對身體全面的健康，能產生極大的效益。

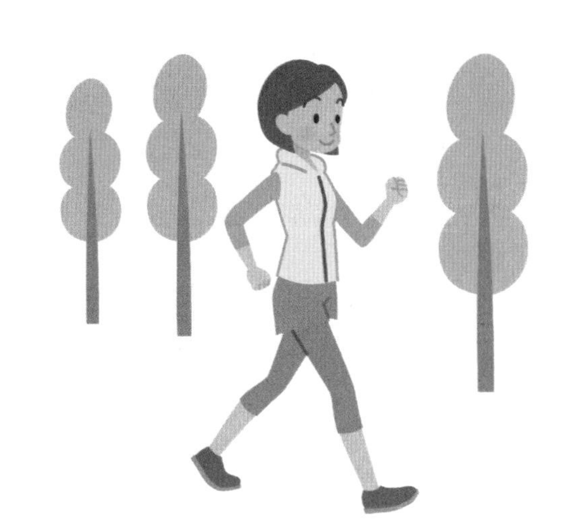

▶ 規律運動對人體的健康有極大的助益，尤其步行對身體全面的健康，能產生極大的效益。

2 如何打造個人的運動計畫？

了解運動帶來的利益後，就要開始執行，可選擇普遍適合大眾的運動——步行。如果你不喜歡走路，也可以找自己喜歡的運動，例如跳舞、游泳、爬山、打高爾夫等，只要能動就好。

執行運動的功效，次數是基本的要求，最好每週 3 ～ 4 次，每次 30 分鐘以上，如果無法一次運動 30 分鐘，間隔分次，依然有效，例如早上運動 15 分鐘，晚上再 15 分鐘，也可達到同樣的效果。若想要維持長期運動習慣，可邀約家人或朋友一起運動，或參加運動課程，都能激勵想要運動的意願。記住！運動只要開始，不間斷，就能讓運動的你，享受運動應有的健康權利。

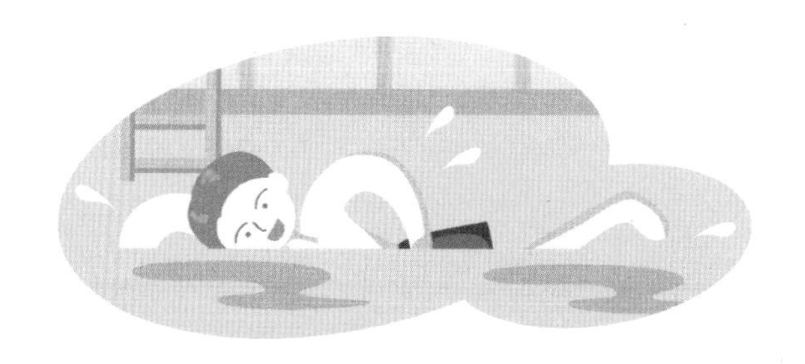

◀ 如果你不喜歡走路運動，也可以找自己喜歡的運動，例如跳舞、游泳、爬山、打高爾夫等，只要能動就好。

◆ 如何健康運動的 3 大重點

如何讓自己健康運動呢？應該是要重視運動的頻率強於運動的強度，因為運動的強度太強，身體會產生大量自由基，以及造成運動傷害，反而會危害身體健康。通常運動過量的情況，大多發生在運動員或馬拉松選手身上，若長時間持續過量的運動，反而會增加癌症、心臟病或退化性疾病的機會，所以想要健康運動的人要注意：

❶ 千萬不要讓自己成為「週末武士」

只在週末或假日才運動，且一次達 2 ～ 3 小時，甚至將一週的運動量，在一次持續的時間內完成。像這種「暴食型」的運動方式，對身體的益處不增反降，也會使運動傷害的機率增加。特別是肌肉拉傷、關節磨損與全身痠痛等，而且對於年齡大的長者，心臟負荷的危險性也會提高。因此，良好又有效的運動，是需要持續漸進的進行。

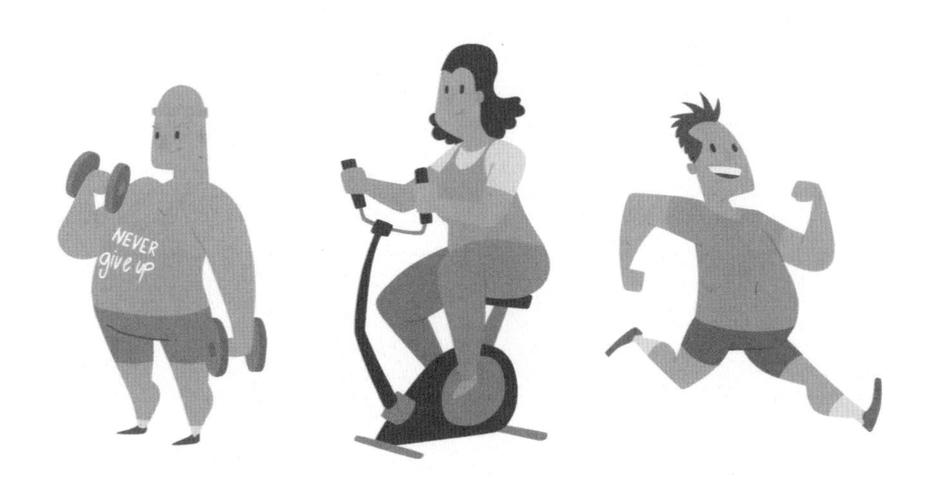

▲ 良好又有效的運動是需要持續漸進的進行。

❷ 老年人和慢性病人多注意

對於年齡大或慢性病人開始運動時，需利用運動心電圖來評估運動前的身體狀況，特別是年過 30 歲，又有家族性心臟病或心臟病危險因子，如肥胖、高血壓、糖尿病、高血脂、抽菸等，最好會診醫生評估，以防運動猝死的危險。

❸ 暖身和伸展動作不可少

運動時，運動的暖身與伸展動作絕不可忽略。因為伸展運動能強化肌肉血液循環，協助關節彈性，減少關節痠痛，若配合肌力訓練，更能有效保留肌肉的組織，防止骨質疏鬆，達到有效減重的效果。即使是步行，也應適度暖身，利用慢走來暖和肌肉，最後要停止運動時，也要慢慢緩和下來，以降低身體受傷的危險。

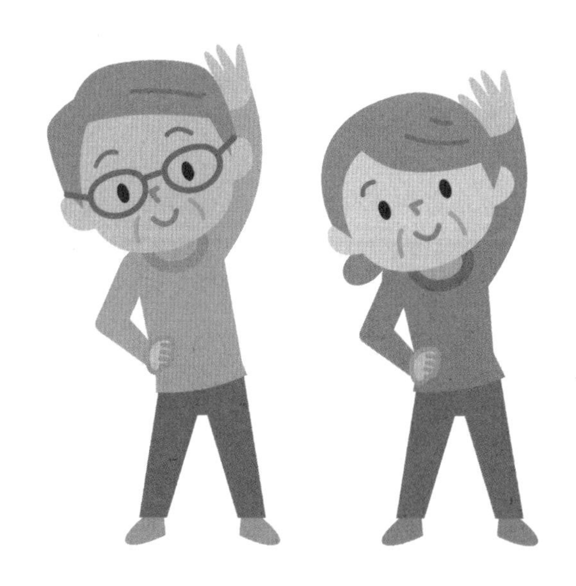

▲ 執行運動時，暖身與伸展動作絕不可忽略。因為伸展運動能強化肌肉血液循環，協助關節彈性，減少關節痠痛。

從運動心跳速率來評量運動的績效與安全

如果你想要讓運動達到一定的效果，可利用運動心跳速率來評量運動強度，即是設定你個人的運動心跳速率，幫助你達到運動展現的成果。

設定運動的心跳速率與年齡有關，不同年齡，運動心跳速率的範圍也不同，一般可利用以下公式，來設定個人的運動心跳速率。

- **第一步：**220 －年齡＝最大心跳數。
- **第二步：**最大心跳數乘以 50 ～ 80%，即為個人運動的心跳建議。

舉例：估算 40 歲成人的運動心跳速率：

（220 － 40）×0.5～0.8＝90～144，即為運動每分鐘的心跳速率。

剛開始運動時，可設在 50 ～ 60%，經過幾個月後，再增至 60 ～ 70%，甚至 70 ～ 80%，若運動心跳速率大於 80%以上，表示運動的強度太強，會影響健康，因此運動也不能過量或超之過急。

◆ 從現在起， 每個人都需要開始運動了

運動最好安排自己能持續的時間，可以安排早上或晚上，或者下午至傍晚間，即晚餐前 1 小時，利用走路、慢跑、騎單車等，來幫助放鬆工作壓力。不過，執行運動時，最好不要耽誤晚餐 6、7 點的進餐時間，不然就應該在晚餐後再執行。因為晚餐若吃得晚，新陳代謝會下降，體脂肪容易增加，即使運動也難以改善，反而會讓運動的成效變得事倍功半。

每個人都需要開始運動了！因為現代人的平均壽命增長，老年人口也不斷翻倍成長，每年都有上百萬人因為缺乏運動而生病或死亡。專家指出，靜態生活的人會比有運動的人增加五成五的機會提早結束生命。離譜的是，有九成的人認同運動對健康有益，但只有兩成的人會去運動。簡單的說，現代人就是不愛做我們應該做的事，即使運動健身風潮大行其道，但能持續運動的人卻是不多。因此，對運動而言，我的忠告就是開始運動，第二是規律運動，第三是持續運動，而對多數人而言，走路就是最好的運動！

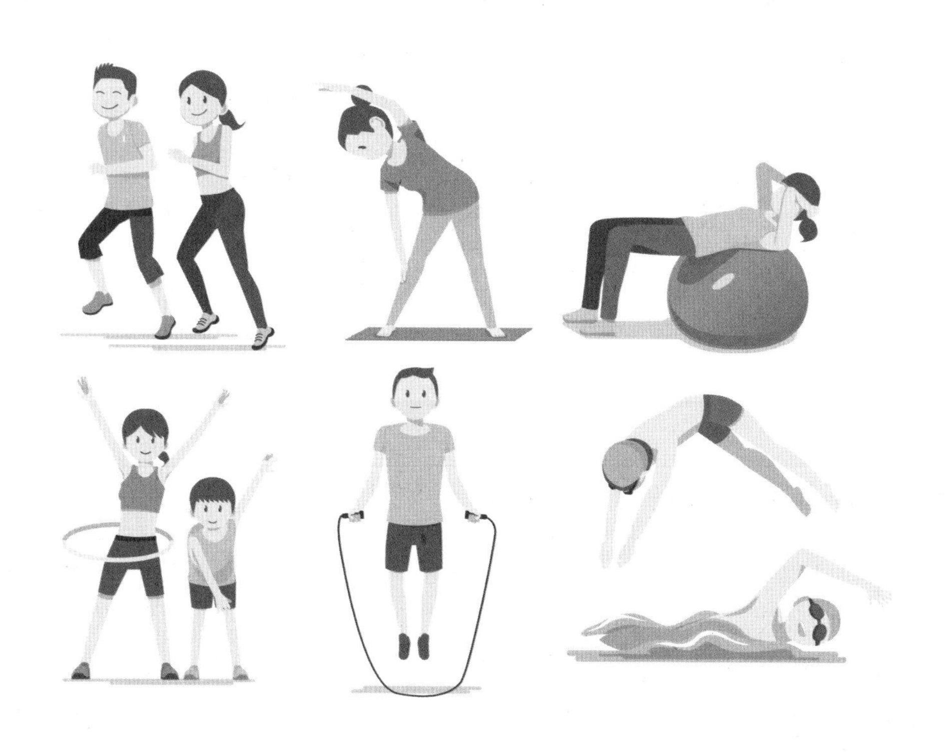

▲ 運動最好安排自己能持續的時間，可以安排早上或晚上，或者下午至傍晚間，即晚餐前 1 小時，利用走路、慢跑、騎單車等，來幫助放鬆工作壓力。

附錄　肥胖相關病症的營養品補充

病症	相關 營養（品）補充	功能與注意事項
疲倦與體能差	維生素 B 群	維生素 B_1、B_2、B_6 能推動身體能量代謝，提振精神，改善疲倦，若維生素 B_1、B_2、B_6 同時攝取，效果更佳。
	輔酶 Q10	輔酶 Q10 是轉化細胞能量（ATP）的關鍵，缺乏 CoQ10 會影響身體能量運作。
	鉻	維持血糖平穩，減少低血糖引起的疲倦、飢餓、煩躁不安、注意力不集中。
	紅景天	促進粒線體合成細胞能量（ATP），提升身體吸氧量，調控壓力荷爾蒙（可體松），消除疲倦與緩和壓力。
頭痛與偏頭痛	鎂	鬆弛血管和肌肉，可改善頭痛，鎂曾以抗緊張的礦物質聞名。
	鉻	協助醣類代謝，穩定血糖，預防低血糖引發的頭痛。
	維生素 B 群	維生素 B_3（菸鹼酸）能緩和偏頭痛，調整腦神經亢奮，減少頭痛頻率。
	甘菊	減輕偏頭痛症狀，減少頭痛發作的頻率與時間。
失眠與 睡眠障礙	鎂	對腦有鎮定效果，調節神經系統，協助睡眠。
	鉻	促進細胞對葡萄糖的利用，幫助調節血糖，預防晚間驚醒。
	纈草與西番蓮	為天然鎮定劑，幫助身體放鬆，解除肌肉緊張，改善睡眠障礙。睡前 1 小時使用，避免喝酒。
	洋甘菊	對平滑肌有鎮定作用，幫助身體放鬆，睡前喝洋甘菊茶，可幫助入眠。

病症	相關 營養（品）補充	功能與注意事項
憂鬱	維生素 C	維生素 C 協助腎上腺素的分泌，對抗壓力與緊張，缺乏會導致憂鬱症。
	聖約翰草	含金絲桃素（hypericin）的成分，能輕微抑制中樞神經系統，經醫師建議，可取代傳統抗憂鬱的藥物，但孕婦、哺乳婦應該避免。
焦慮	維生素 B 群	維生素 B 群能協助對抗壓力與焦慮，維生素 B_6、B_{12}、葉酸、菸鹼酸是色胺酸轉為血清素的必要元素，血清素能安定神經，幫助放鬆與助眠。
	西洋參	又稱美國花旗參，能協助身體對抗壓力。
胃食道逆流與消化道潰瘍	維生素 A	維持組織黏膜的健康，幫助組織黏膜癒合，孕婦或準備懷孕婦女每天不超過 10000IU（國際單位）。
	鋅	加速破損細胞的修護，協助身體組織癒合。
消化道潰瘍	甘草成分	去除甘草甜素的 DGL 能治療消化道潰瘍，抑制幽門螺旋桿菌滋生。從甘草根萃取的 deglycyrrhizinated licorice（DGL），萃取時，會去掉甘草中的甘草甜素（glycyrrhizinic acid），因為甘草甜素會造成血壓上升、水分滯留與鉀離子流失。
	榆樹皮	對胃黏膜有收斂與癒合的功效。
便秘	鎂	改善腸子肌肉功能，促進排便。
	益生菌	益生菌可調整腸道環境，促進腸子蠕動，改善便秘。
	洋車前子	改善便秘，降低膽固醇與調整血糖，加水沖泡，可於飯前或睡前飲用。注意：食用需配合大量飲水，攝取過多會導致腹瀉或腹痛。
	亞麻籽	含豐富纖維質，能刺激腸子運作，而亞麻籽油含豐富 omega-3 脂肪酸，能幫助抗發炎。

病症	相關 營養（品）補充	功能與注意事項
脂肪肝	維生素 B 群	缺乏維生素 B 群，尤其 B_1、B_6、B_{12} 及葉酸不足，會影響肝細胞酵素的代謝，使肝細胞無法修復，導致肝臟功能變差。
	維生素 E	維生素 E 可改善非酒精性鬱脂性肝炎患者的肝臟組織變化。
	保肝成分	膽鹼、肌醇與牛磺酸可提升肝細胞抗氧化能力，促進肝細胞脂肪代謝。
	奶薊草與朝鮮薊	奶薊草含有水飛薊成分，可增加超氧化物歧解酶（SOD）活性，協助肝臟解毒與修復肝臟功能，而朝鮮薊含的洋薊酸能清除氧化自由基，防止毒素與自由基對肝臟的損害。
膽結石	趨脂因子	包括膽鹼、肌醇與甜菜鹼，能幫助乳化脂肪，加速肝臟脂肪代謝與疏通膽汁，而膽鹼與肌醇共同作用時，更能幫助體內脂肪與膽固醇的代謝。
	牛磺酸	與膽汁的合成有關，幫助加速脂肪代謝。
	薑黃	能促進膽汁分泌，調節肝臟功能。
乾癬	魚油	屬於 omega-3 脂肪酸的ＤＨＡ和ＥＰＡ成分，能改善身體發炎的反應。
	亞麻籽	亞麻籽油含豐富 omega-3 脂肪酸，能幫助抗發炎。
	奶薊草	修護肝臟功能，減少毒素形成，減輕發炎症狀。
	金盞草	多製成藥膏，幫助乾裂皮膚，減輕疼痛感。
濕疹	亞麻油酸	月見草油的主成分，具抗發炎特質，可改善過敏性皮膚炎。
	維生素 C	幫助皮膚合成膠原蛋白及抗氧化作用，能加速皮膚新生。
	鋅	合成 DNA 與蛋白質的重要元素，能促進皮膚傷口癒合。

病症	相關 營養（品）補充	功能與注意事項
痤瘡 （青春痘）	胡蘿蔔素	胡蘿蔔素可轉為維生素 A，加強皮膚健康，尤其維生素 A 有助於面皰與皮膚潰瘍的治療。
	維生素 E	具抗氧化功能，維生素 E 加維生素 A 組合，可增加抗氧化力，增進皮膚健康。
	鋅	鋅能強化免疫，修補組織，為運輸維生素 A 的必須因子，鋅加維生素 A 可降低感染的機會。
	硒	具抗氧化與調整免疫功能，硒與維生素 E 有加成的作用，能相互提升效果。
	益生菌	益生菌可調整腸道，改善過敏或發炎，使用抗生素治療時，需要至少補充 2 個月。
黃斑部病變	葉黃素與 玉米黃素	屬於類胡蘿蔔素的營養素，能對抗自由基，保護眼睛黃斑部。
	維生素 C	參與抗氧化的功能。
	鋅	是視網膜細胞代謝的輔助因子，能延緩黃斑部退化造成視力的減退。
	山桑子	含有花青素，能強化微血管的彈性、促進血液循環、維持正常眼壓，舒緩眼睛問題。

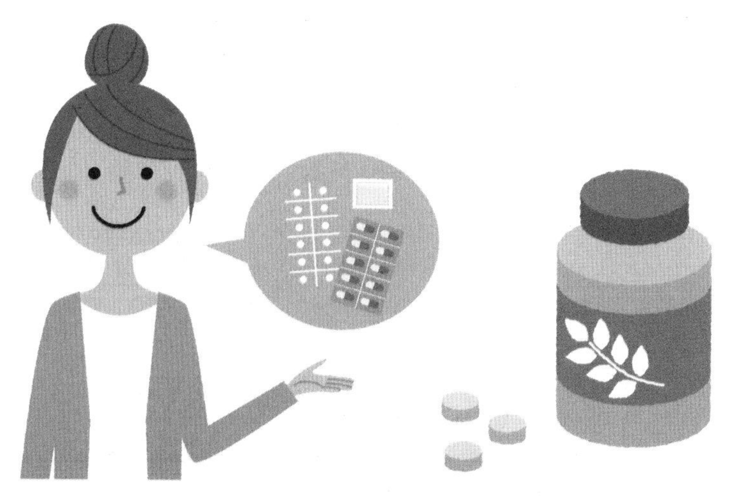

病症	相關 營養（品）補充	功能與注意事項
白內障	胡蘿蔔素	具抗氧化功能，防禦自由基攻擊。若胡蘿蔔素與維生素 C、E 組合，則有加成效果。
	維生素 C	具抗氧化功能，攻擊自由基，維生素 C 與維生素 E 會參與抗氧化網路，維生素 C 可協助維生素 E 再生。
	維生素 E	具抗氧化功能，研究發現，低濃度維生素 E 的人，罹患白內障機會是正常濃度的 2 倍。維生素 E 最好選用 d-α-Tocopherol 天然的維生素 E，dl-α-Tocopherol 是合成的維生素 E，生理可用率略差。
	硒	具抗氧化功能，能破壞自由基，硒與維生素 E 有加成的作用，能相互提升效果。
	鋅	維持視力健康，鋅加上維生素 A，共同協助維護眼睛的健康。
	覆盆子	延緩白內障形成，搭配維生素 E 能控制白內障惡化。
肩頸僵硬、 腰痠背痛	維生素 B 群	維生素 B_1、B_6、B_{12} 能強化神經系統，改善神經痛。
	維他命 D	維生素 D 輔助身體抗發炎。鈣與維生素 D 有協同作用，提升骨骼與骨骼肌的功能。
	薑黃	薑黃素能抑制前列腺素合成，具抗氧化與抗發炎特質，幫助緩解筋骨、關節疼痛。
關節發炎	葡萄糖胺 與軟骨素	是軟骨的成分，能修補軟骨組織，有消炎鎮痛效果，兩者組合能強化效果。
	維生素 C	參與膠原蛋白與黏多醣的合成，促進軟骨修補與再生。
	薑黃	含薑黃素成分，有抗發炎功效。
	抗關節發炎成分	乳香木含乳香酸，能減緩關節疼痛與僵硬，南非鉤麻能改善關節發炎，白柳皮含天然水楊酸，能減輕發炎，舒解疼痛。

病症	相關 營養（品）補充	功能與注意事項
尿酸過高 與痛風	櫻桃萃取物	櫻桃含的前花青素能中和尿酸，有抗發炎的作用。
	鳳梨酵素	鳳梨萃取的抗發炎成分，對於關節炎有消炎作用。
骨質流失與 骨質疏鬆症	鈣	鈣質能強健骨骼，改善骨質疏鬆。鈣片的來源有碳酸鈣、磷酸鈣、乳酸鈣、檸檬酸鈣等成分，其中酸性鈣的吸收率較好。
	鎂	活化骨骼中協助鈣沉澱的酵素，提升骨質密度，鎂也是維生素D合成、運輸與活化的輔助因子。鎂的補充不宜過多，鈣與鎂的比率最好是2：1。
	鋅與硼	鋅參與骨骼礦化作用，是骨骼代謝酵素需要的成分。硼能提升女性荷爾蒙濃度，減低鈣、鎂的排泄速率。
	維生素 D	協助鈣吸收，改善肌力及運動的協調，鈣與維生素 D 能協同作用於骨骼與骨骼肌，維生素 D 最好補充活化型的維生素 D_3。
	維生素 K	參與骨基質蛋白的合成，讓骨基質蛋白能與鈣結合，協助骨鈣的形成，強化骨骼，不足時，會增加骨折的風險。
運動機能退化	抗氧化營養素	維生素 A、C、E 與硒，能抑制自由基破壞，減低運動後身體的痠痛與疲倦。
	維生素 B 群	協助身體能量轉換，尤其維生素 B_2、B_5 和 B_6 能強化能量代謝，尤其維生素 B_5（泛酸）是脂肪與醣類轉換成能量的必須元素。
	輔酶 Q10 (CoQ10)	輔酶 Q10 是細胞粒線體能量執行的要素，CoQ10 能促進細胞能量運轉，提高身體代謝。
	西洋參	能促進體力與免疫功能，調節腎上腺機能。若有失眠情況，不宜睡前服用，建議服用高血壓或抗凝血劑藥物與身處感冒狀況，不宜使用。

病症	相關 營養（品）補充	功能與注意事項
缺鐵性貧血	鐵	鐵是血紅素的成分，能改善缺鐵性貧血。補充鐵的來源以二價鐵吸收較好。
	維生素 C	維生素 C 幫助鐵吸收與代謝，協助三價鐵還原成二價鐵，促進小腸的吸收。
缺葉酸或維生素 B_{12} 貧血	維生素 B_{12} 與葉酸	參與紅血球細胞正常分裂，影響紅血球的形成和再生，協助維持神經系統的健康，改善惡性貧血與神經炎。維生素 B_{12} 與葉酸一起服用，效果更好。
下肢靜脈曲張	雷公根	印度傳統藥材，可強化靜脈與微血管彈性，增加血液循環，改善靜脈曲張。
	花竹柏	含類黃酮與甘醇酸成分，具消炎及收縮血管的作用，改善靜脈曲張的不適感。
高三酸甘油酯	維生素 B 群	維生素 B_1、B_2、B_3（菸鹼酸）與能量代謝有關；維生素 B_6、B_{12} 與蛋白質、脂肪代謝有關；維生素 B_5（泛酸）是脂肪與醣類轉換能量的必須元素。同時補充 8 種維生素 B 群，比各別補充效果較佳。
	魚油	含ＤＨＡ和ＥＰＡ成分，能調降血脂肪，改善發炎反應。
	納豆	含納豆激酶成分，幫助溶解血液凝塊，降低纖維蛋白原作用所引起的血栓。

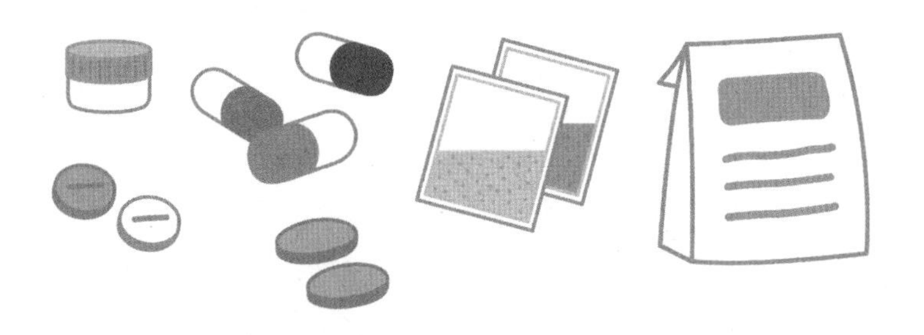

病症	相關 營養（品）補充	功能與注意事項
高膽固醇	紅麴	含類似降血脂藥物（Statin）的成分，能阻斷肝臟合成膽固醇的酵素（HMG-CoA 還原酶），減少肝臟膽固醇的製造量。
	大蒜	含硫化合物成分，具抗氧化，抑制脂肪氧化，降低壞膽固醇（LDL）形成，改善血液循環。
	菸鹼酸	維生素 B 群成員之一，補充大劑量可降低血中膽固醇、壞膽固醇（LDL）與三酸甘油酯，但有副作用如臉潮紅、搔癢、噁心、頭痛、尿酸增加等。
	鉻	能量代謝的必須元素，幫助膽固醇和三酸甘油酯 的代謝。
	輔酶 Q10 （CoQ10）	高膽固醇且服用降血脂藥物（Statin）的人，建議補充 CoQ10，因為含 Statin 的藥物會抑制 HMG-CoA 還原酶，減少 CoQ10 合成。
高血糖 與糖尿病	鉻	又稱「葡萄糖耐受因子」，幫助胰島素加速葡萄糖進入細胞的效率，作為血糖調節劑。若缺少鉻，容易發生糖尿病，而糖尿病患也容易鉻缺乏。
	苦瓜素	幫助刺激胰臟細胞分泌胰島素，釋放類似植物性的胰島素成分，協助控制血糖。
	武靴葉	又稱匙羹藤，能改善胰島素阻抗，增加細胞對胰島素的敏感性，協助調整血糖。
	葫蘆巴籽	協助調節腸道對葡萄糖的吸收速度，穩定血糖濃度。

病症	相關 營養（品）補充	功能與注意事項
高血壓	鈣、鎂與鉀	鈣能幫助腎臟排除鈉與水分，使血壓下降；鎂能調整血管收縮，減緩水分滯留；鉀有拮抗鈉離子的作用，幫助鈉排除，協助調降血壓，改善身體腫脹。鈣、鎂與鉀的組合，能降低中風的風險。
	維生素 D	調節血壓相關的荷爾蒙，維生素 D 過低與男性心臟病發生的風險較高有關，而缺乏維生素 D 和鎂會增加心血管疾病、糖尿病、代謝型疾病和骨骼疾病的風險。同時補充維生素 D、維生素 K、鈣和鎂，能改善骨骼與維持心臟的健康。
	山楂	阻止血壓收縮素轉換酶（ACE）分泌，降低血壓與調節血液循環，以及有利尿作用，幫助排除體內多餘的鹽分與水分。山楂含的類黃酮和花青素具抗氧化，避免血管壁受自由基的破壞。
動脈硬化（心血管疾病）	維生素 B 群	最好補充完整的 8 種維生素 B 群，以葉酸、維生素 B_6 與 B_{12} 為主，若葉酸代謝過程所需的 MTHFR（5,10-methylenetetrahydrofolate reductase）酵素基因有缺陷者，需要補充活化型的葉酸 5-MTHF（5- 甲基四氫葉酸），才能有效幫助同半胱胺酸代謝。
	維生素 E	幫助清除自由基，促進血液循環，維持血管健全。
	輔酶 Q10 （CoQ10）	輔酶 Q10 具抗氧化，能避免低密度脂蛋白膽固醇（LDL）氧化，保護心血管健康。
	精胺酸與一氧化氮 （NO）	精胺酸可增加 NO 濃度，NO 促進血管平滑肌放鬆，使血管擴張，增加血流量。

病症	相關 營養（品）補充	功能與注意事項
腎結石	鈣	降低腸道對草酸或磷酸的吸收，減少腎結石的發生與復發，腎結石患者需注意鎂的補充，鎂過量會降低鈣的吸收。
	維生素 B_6	維生素 B_6 參與草酸代謝，不足會增加體內草酸的濃度。
	維生素 C	避免高單位維生素 C（大於 1000 毫克），因維生素 C 代謝過程會形成草酸，提升高草酸尿症的風險。
攝護腺癌與攝護腺肥大	綜合維生素	含 8 種維生素 B 群以及抗氧化營養素的維生素 C、維生素 E 與硒，而維生素 C、維生素 E 與硒能共同作用，使異常細胞產生凋亡，幫助預防癌症。
	鋅	鋅幫助男性荷爾蒙恢復正常水準，活化肌肉功能，增強體力，抑制攝護腺癌細胞的生長。
	茄紅素	是胡蘿蔔素家族的成員，擔任抗氧化的角色。
	鋸櫚果	抑制睪固酮轉為二氫睪固酮（DHT），DHT 是造成前列腺肥大與雄性禿的元凶。研究指出，鋸櫚果可改善前列腺肥大以及頻尿、排尿困難，也有對抗攝護腺癌細胞增生，抑制發炎等功能。
多囊性卵巢與子宮肌瘤	抗氧化營養素	抗氧化營養素的維生素 C、維生素 E 與硒能共同作用，使異常細胞產生凋亡，幫助預防癌症。其他的多酚類、花青素、白藜蘆醇、茄紅素等植物性化學物質，也是抗氧化營養素，能協助清除體內自由基，維持身體機能。

病症	相關 營養（品）補充	功能與注意事項
乳癌與 乳房囊腫	抗氧化營養素	抗氧化營養素的維生素 C、維生素 E 與硒能共同作用，使異常細胞產生凋亡，幫助預防癌症。另外，包括多酚類、花青素、白藜蘆醇、茄紅素等植物性化學物質，也是抗氧化營養素，協助清除體內自由基，維持身體機能。
	Indole-3-Carbinol（I_3C）	天然十字花科植物所含的 Indole-3-Carbinol（I_3C）成分，可使雌激素代謝轉向有利健康的代謝產物 2- 羥雌酮（2-hydroxyestrone；2-OH），而非轉向致癌性的 16α- 羥雌酮（16α-hydroxyestrone；16α-OH），協助保護體內對雌激素敏感的組織。

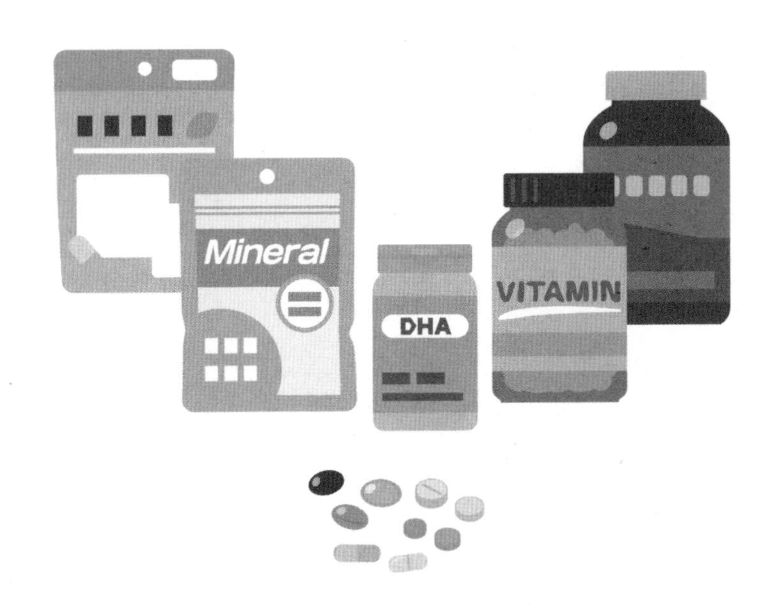

Magic045

3 萬份健康檢查報告解密，揪出病症為健康把關

國家圖書館出版品預行編目

3萬份健康檢查報告解密，揪出病症為健康把關／趙思姿 著-- 初版.
-- 臺北市：朱雀文化，2020.02
面；公分——(Magic；045)
ISBN 978-986-98422-3-5（平裝）
1. 健康法

411.

作者｜趙思姿
插圖提供｜ PIXTA
美術設計｜許維玲
編輯｜李佳靜
校對｜連玉瑩
企畫統籌｜李橘
總編輯｜莫少閒
出版者｜朱雀文化事業有限公司
地址｜台北市基隆路二段 13-1 號 3 樓
電話｜ 02-2345-3868
傳真｜ 02-2345-3828
劃撥帳號｜ 19234566 朱雀文化事業有限公司
e-mail ｜ redbook@ms26.hinet.net
網址｜ http://redbook.com.tw
總經銷｜大和書報圖書股份有限公司　(02) 8990-2588
ISBN ｜ 978-986-98422-3-5
初版一刷｜ 2020.02
定價｜ 320 元
出版登記｜北市業字第 1403 號